重庆市教育委员会科学技术研究项目（KJQN202000436）

"健康中国"之营养科普丛书

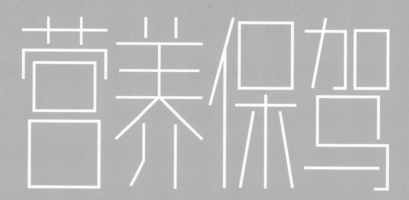

营养保驾

胃肠肝胆不出错

宋怡 孔粼————主编　朱文艺 陶新—————副主编

电子工业出版社
Publishing House of Electronics Industry
北京 · BEIJING

图书在版编目（CIP）数据

营养保驾：胃肠肝胆不出错／宋怡，孔粼主编．—北京：电子工业出版社，2022.8

（"健康中国"之营养科普丛书）

ISBN 978-7-121-43847-9

Ⅰ．①营⋯　Ⅱ．①宋⋯　②孔⋯　Ⅲ．①胃肠病－防治 ②肝疾病－防治 ③胆道疾病－防治 ④胰腺疾病－防治　Ⅳ．① R57

中国版本图书馆 CIP 数据核字（2022）第 110206 号

责任编辑：郝喜娟

特约编辑：田学清

印　　　刷：中国电影出版社印刷厂

装　　　订：中国电影出版社印刷厂

出版发行：电子工业出版社

　　　　　北京市海淀区万寿路 173 信箱　　邮编：100036

开　　本：720×1000　1/16　印张：13.5　字数：194 千字

版　　次：2022 年 8 月第 1 版

印　　次：2022 年 9 月第 2 次印刷

定　　价：69.80 元

凡所购买电子工业出版社图书有缺损问题，请向购买书店调换。若书店售缺，请与本社发行部联系，联系及邮购电话：（010）88254888，88258888。

质量投诉请发邮件至 zlts@phei.com.cn，盗版侵权举报请发邮件至 dbqq@phei.com.cn。

本书咨询联系方式：haoxijuan@phei.com.cn

写在前面的话

作为体内拥有最多脏器的系统，消化系统包括口腔、食管、胃、小肠、大肠、肛门、肝脏、胰腺、胆囊、胆道等。它不但复杂多变，而且脏器之间常常相互关联。当消化系统出现问题时，身体对营养物质的消化吸收会受到极大的影响，吃得不对、吃得不好都会影响患者的康复。本书为大家介绍了一些有关消化系统的小知识，如一些消化道疾病是怎么回事，生病时该怎么调整饮食等。编者希望通过本书向大家普及和推广营养知识，让大家能选择更健康的生活方式。

相比其他医学分支学科，营养学起步较晚，我们还处在不断地探索营养奥秘的阶段，所以营养学观点会不断更新。营养学发展到现在，无论是国内还是国外，都越来越提倡整体饮食的合理搭配，而不过分强调某一种食物的作用。例如，本书提及患有某种疾病的人应多吃某种食物，这个"多吃"并不代表要天天吃、顿顿吃，而是指应该在合理的范围内增加这种食物的比例，并注重其他食物的摄入，同时需要根据自身体质酌情调整。有时候在疾病的某个阶段，患者只能进食某些食物，当病情发生变化时，吃的食物也要进行相应的调整。

最后，还是那句老话，疾病状况千变万化，纷繁复杂，因人而异，遇到问题千万不要自己轻易下结论，还是到医院就诊，遵循专业医生或营养师的意见为好。

目录 Contents

揭开胃肠世界的秘密

　　生命依赖于不断的新陈代谢，而新陈代谢就是摄取外界环境中的营养物质为身体所利用的过程。人体所需的营养物质有蛋白质、脂肪、碳水化合物、维生素、无机盐等，这些营养物质结构复杂，不能被直接吸收。那应该怎么办呢？这就需要消化系统这座"加工厂"了。口腔与食管、胃、小肠、大肠等消化道和肝、胆、胰等消化器官，都是这座"加工厂"的不同部门，它们互相协作，将吃进去的食物分解、加工，变成易于消化吸收的小分子物质，输送到身体各处，供器官组织利用。食物在这座"加工厂"中到底经历了什么？让我们接着往下看。

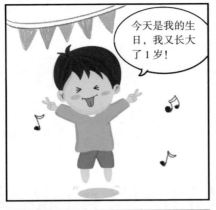

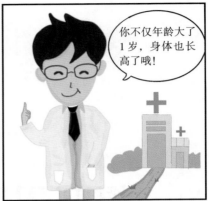

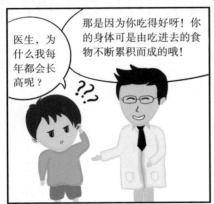

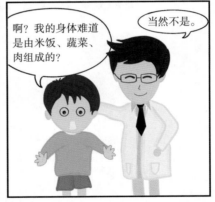

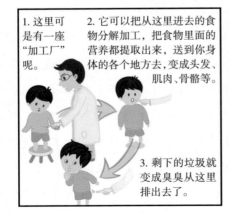

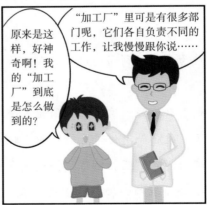

1.1　食物的"碾碎车间"——口腔

　　食物来到的第一站是"碾碎车间"——口腔。口腔中的牙齿可以说是全身最坚硬的组织，是"碾碎车间"的主力军。牙齿不断地咀嚼、研磨食物，大块食物被咀嚼成小块，然后柔软的舌头加入，舌头就像一个搅拌棒，使食物和唾液混合，形成食团，为吞咽做好准备。食物一般只在口腔中停留10～15秒，然后通过咽喉、食管吞咽入胃。如果咀嚼时间太短，食物没有被充分碾碎，会极大地影响消化吸收，所以细嚼慢咽很重要。

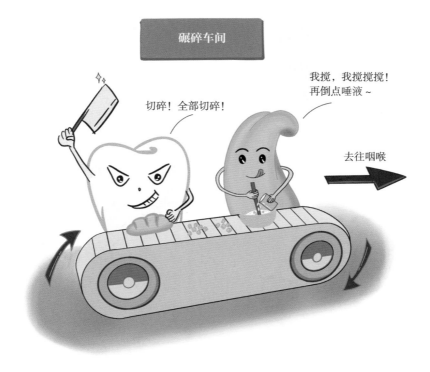

食物在口腔内被初步加工

　　口腔中有一种不可或缺的物质——唾液。唾液是腮腺、颌下腺、舌下腺等腺体分泌的混合液，无色无味，较黏稠，每天的分泌量为 1～1.5L。唾液里约99%都是水分，另外还含有黏蛋白、唾液淀粉酶、溶菌酶等。唾液看起来"清汤寡水"的，但作用很大：它可以湿润口腔，使我们便于说话；可以湿润和溶解食物，让我们尝到食物的味道，且便于吞咽；可以冲洗牙缝里面的食物残渣及进入口腔的有害物质，含有的溶菌酶还有抗菌作用，能清洁和保护口腔；它所含的淀粉酶还可以将食物中的淀粉分解为麦芽糖，利于人体消化吸收。

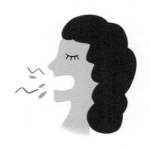

湿润口腔，使我们便于说话

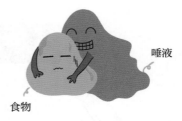

湿润和溶解食物，
让我们尝到食物的味道

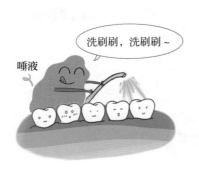

冲洗牙缝，清洁和保护口腔

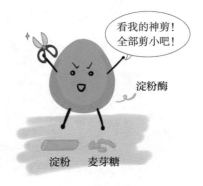

淀粉酶将食物中的淀粉分解为
麦芽糖，利于人体消化吸收

看起来"清汤寡水"的唾液，作用可是很大的

1.2　食物的"传送带"——食管

　　食物在口腔经过咀嚼形成食团后，会由咽喉、食管进入胃。食管是一条前后扁平的管道，长约25cm，它的肌肉会不断蠕动，推动食团向胃的方向前进，是食物的"传送带"。这条"传送带"上有三条"减速带"，"减速带"的所在之处会比其他地方略窄，称为食管生理性狭窄。大块的食物或异物在这里容易被卡住，也容易发生食管癌。这再一次证明了细嚼慢咽的重要性。

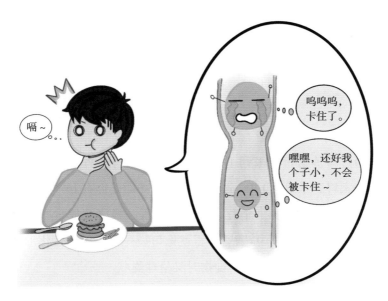

食管狭窄处容易滞留大块食物或异物

　　在食管下段、食管和胃的连接处以上4~6cm处的肌肉会略微增厚，压力也比胃里面的压力高，称为食管下括约肌，其可以防止胃里面的胃酸与食物反流进入食管，是一道重要的"大门"。这道"大门"如果出现功能障碍，就会出现胃食管反流病。

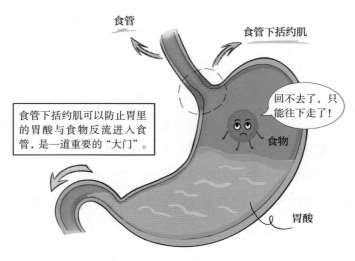

食管下括约肌的"门禁"作用

1.3　食物的"中转站"——胃

食物通过"传送带"来到了"中转站"——胃。胃是消化道中最膨大的部分，成人胃容量可达1500mL。胃的主要功能是储存和消化食物，食物在这里会经历碾磨、搅拌、消化、分解等过程，最终变成食糜，逐渐进入十二指肠，所以称之为"中转站"。胃就像口袋一样，不断变化形状，在完全没有食物的时候呈管状，充满食物时又呈球囊状。

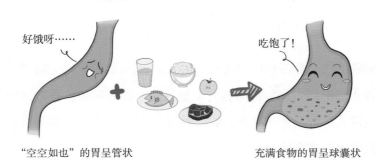

"空空如也"的胃呈管状　　　　　　充满食物的胃呈球囊状

食团经由食管进入胃后，会先暂时储存到胃的上部（头区）。大约 5 分钟后，胃的中部就开始蠕动收缩，它将食物有节律地向胃的尾部（幽门处）推进，每分钟 3 次，从整个胃的角度来看，可谓是"一波未平，一波又起"。当食物到达幽门处时，通往十二指肠的"大门"——幽门括约肌会立即收缩，只有一小部分食物进入十二指肠，大部分食物又会回到胃中，等待下一次的蠕动。这种间断性的蠕动可以让食物与胃液充分混合，使食物得到充分的消化。

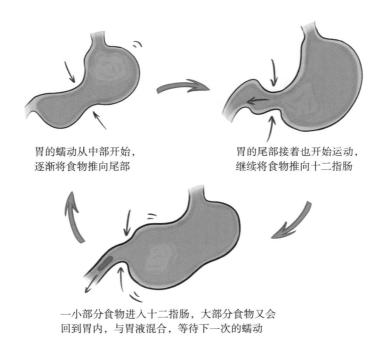

胃的蠕动从中部开始，
逐渐将食物推向尾部

胃的尾部接着也开始运动，
继续将食物推向十二指肠

一小部分食物进入十二指肠，大部分食物又会
回到胃内，与胃液混合，等待下一次的蠕动

胃是怎么蠕动的？

食物前往十二指肠是有条件的，只有足够小的颗粒才能通过"大门"。液体食物颗粒比固体食物颗粒小，所以通过的速度快；固体食物如果多咀嚼几次后再吞咽，也会变小，容易进入十二指肠。同样的道理，稀的食物比稠的食物消化得更快。不同的食物成分进入十二指肠的速度也不一样。

碳水化合物（糖类）速度最快，蛋白质次之，脂肪由于颗粒最大，所以速度最慢。一般来说，普通混合食物从胃里全部进入十二指肠差不多需要4~6小时。

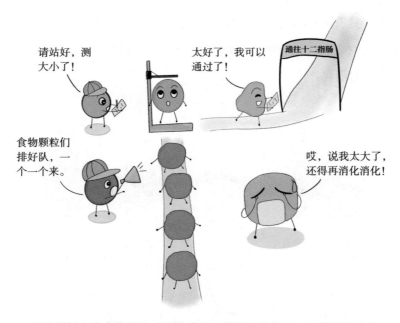

只有足够小的食物颗粒才能前往十二指肠，进行下一步的消化吸收

1.4　食物的"分解中心"——小肠

　　食物在"中转站"被消化为小颗粒后，就来到了最重要的一站——"分解中心"——小肠。小肠是消化道中最长的一段，包括十二指肠、空肠和回肠。与胃连接的肠道是十二指肠，它因相当于十二根手指横向并排的长度而得名。之后依次为空肠和回肠。空肠和回肠之间并没有特别明确的分界点，一般习惯将前2/5的部分称为空肠，后3/5的部分称为回肠。

　　小肠是营养物质消化吸收的主要场所，是"分解中心"。成人的肠道非常长，为 5～7 米，远远超过了成人的身高，所以整个肠道只能"九曲十八弯"似的盘曲在腹腔中。小肠的内壁也比较特殊，并不像普通管道一样光滑，而是有很多环状皱褶，上面有很多密集的绒毛，在每根绒毛顶端还有 1700 根左右的微小绒毛，这些结构的存在使小肠黏膜的吸收面积大大增加，可达 200～250 平方米，几乎是一个成年人体表面积的 130 倍。小肠的长度和特殊的黏膜结构都是为了让小肠能有足够的"地盘"来消化吸收营养物质。小肠绒毛还会时不时地伸缩和摆动，就像在"跳舞"，这样可以使绒毛内的毛细血管、毛细淋巴管等结构中的血液和淋巴更好地流动，更有利于营养物质的消化吸收。

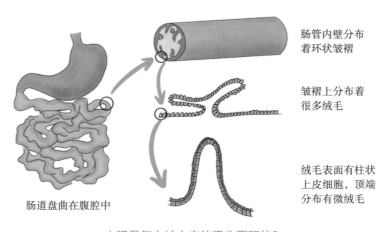

肠管内壁分布着环状皱褶

皱褶上分布着很多绒毛

绒毛表面有柱状上皮细胞，顶端分布有微绒毛

肠道盘曲在腹腔中

小肠是怎么扩大它的吸收面积的？

　　小肠可不是"孤军奋战"，它会和它的小伙伴——肝、胆、胰等消化器官共同承担消化吸收的工作。消化器官每天会分泌大量的消化液进入肠道，如胆汁、胰液等，小肠本身也会分泌小肠液，这些液体含有大量的消化酶，能将食物分解成更小的微粒，易于被人体吸收。我们吃进去的食物大部分都在小肠内被分解、吸收掉，一部分无法吸收的残渣及代谢产物则

进入大肠，整个过程需要3~8小时。

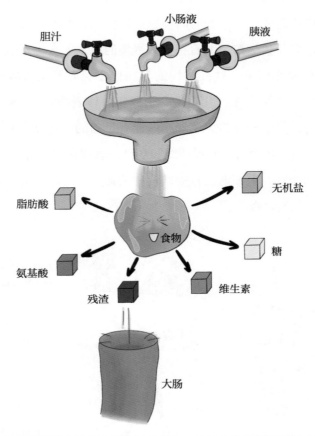

胆汁　小肠液　胰液

脂肪酸　无机盐

食物

氨基酸　糖

残渣　维生素

大肠

食物在各种消化液的作用下被分解，不能被吸收的残渣进入大肠

　　小肠和大肠的交界处有一扇重要的"大门"——回盲瓣。虽然叫回盲瓣，但实际上它是回肠末端和盲肠交界处的环状肌肉，也称回盲括约肌，大概4cm长。回盲括约肌两边的压力是不一样的，回肠末端压力较高，盲肠压力较低。当有食物进入消化道之后，引起胃肠反射，回盲括约肌会慢慢打开，方便小肠内容物进入盲肠。当小肠内容物进入盲肠后，又会刺激盲肠内的神经，给"守门人"——回盲括约肌一个信号，让它慢慢收缩"关

门", 避免食物过多、过早地进入盲肠, 这样做既有利于食物在小肠内被充分消化吸收, 同时又避免进入大肠的内容物逆流回小肠。

1.5　食物的"回收处理站"——大肠

经过了小肠的一通"操作"后, 食物中的大部分营养物质被人体吸收, 无法被吸收的食物残渣、代谢产物则来到了最终的"回收处理站"——大肠。大肠是消化道的末端, 全长 1.5 米, 主要围绕在小肠周围, 分为盲肠（包括阑尾）、结肠和直肠（包括肛管）。大肠没有消化功能, 主要工作是对食物进行最后一次"筛选", 吸收水分、无机盐等营养素, 将未吸收或无法被吸收的食物残渣、代谢产物等"垃圾"形成粪便, 经由肛门排出体外。虽然大肠吸收的营养成分种类很少, 但吸收能力不容小觑。正常情况下, 身体需要很多消化液来进行消化工作, 但是负责分泌消化液的组织器官工作能力有限, 每天只能分泌一定量的消化液, 如果这些消化液都是一次性的, 那么完全无法满足身体的消化需求。这时候就要靠结肠了, 它超强的吸收能力能将大部分液体重新吸收回体内, 让这些消化液能循环使用, 提高利用率。成年人每天产生的各种消化液约有 7L, 包括胃液、胰液、胆汁、小肠液等, 从小肠进入大肠的液体有 1000 ~ 1500mL, 经过了大肠的重吸收之后, 最终随粪便排出的液体只有 100 ~ 200mL。

粪便最终的性状也与大肠的吸水能力有关。如果粪便在大肠内的停留时间过长, 或每日水的摄入量少, 那么水几乎会被全部吸收, 大便变得坚硬, 排出困难, 引起便秘。而在有些疾病状态下, 肠道分泌的液体增加, 超过了大肠的吸收能力, 或者大肠本身的吸收能力减弱, 则多余的水分会随着粪便排出, 出现腹泻。

　　另外，由于大肠内的环境湿润、温暖，因此大肠成为微生物和寄生虫的"天堂"。大肠中的微生物和寄生虫的种类和数量都远远超过了消化道的其他部位。

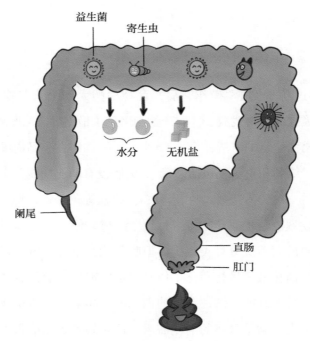

大肠对食物进行回收处理

1.6　营养物质的吸收

　　食物经过"消化车间"的一系列加工后，所含的营养物质会被分解成小颗粒，和大部分消化液一起通过消化道黏膜上皮细胞进入血液和淋巴，这个过程被称为吸收。消化道不同的部位结构有差别，所以它们吸收的营养物质也不同，具体见下图。

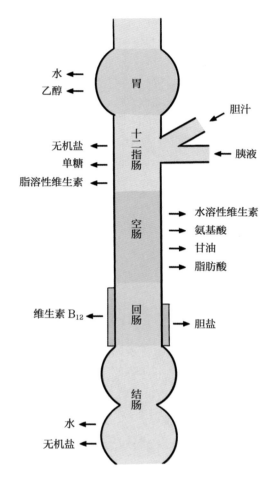

消化道不同部位吸收的营养物质大不相同

　　由图可见，小肠是当之无愧的吸收"大户"，它吸收的营养物质无论是从种类上来说还是从数量上来说都远远超过了其他部位。小肠通常每日可吸收数百克的糖、100g的脂肪、50～100g的氨基酸、50～100g的离子、7～8L的水。如果你认为这就是小肠的吸收极限，那你就小看它了，实际上小肠每日能吸收的数量远远超过了以上数值，其吸收潜力深不可测。正因为小肠是吸收的主力军，一旦它出现问题，对人体营养状况的影响也是最大的。

第二章　Chapter 2

人体与肠道微生物的"相爱相杀"

　　微生物一般分为细菌、真菌、病毒，它们的总数非常庞大，远远超过地球上所有动植物的总和。它们也是个古老的家族，从地球诞生开始，微生物就已经存在了，地球上的任何角落都可以找到它们的身影，包括人类的身体里。人类身体的表面和内部，分布着数万亿个微生物，这些微生物的结构、作用、种类各不相同。这些微生物群体庞大又复杂，因此尽管我们一直都在探索，但目前对它们的认识仍然只是皮毛，本章将为大家简单介绍下肠道微生物的部分相关知识。

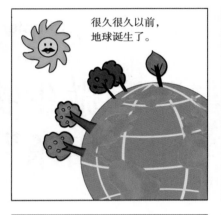

很久很久以前,
地球诞生了。

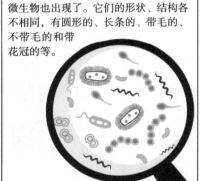

微生物也出现了。它们的形状、结构各
不相同,有圆形的、长条的、带毛的、
不带毛的和带
花冠的等。

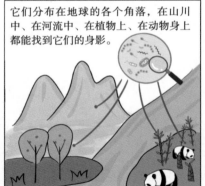

它们分布在地球的各个角落,在山川
中、在河流中、在植物上、在动物身上
都能找到它们的身影。

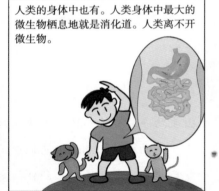

人类的身体中也有。人类身体中最大的
微生物栖息地就是消化道。人类离不开
微生物。

2.1　肠道的居民——微生物部落

　　既然人类的身体中存在如此多的微生物，那人体最大的微生物栖息地在哪里呢？没错，就是消化道。从食管到肛门的整个消化道中都分布有微生物，其中最主要的微生物就是细菌。有学者曾经推测，健康成年人的肠道内栖息着上亿个细菌，种类多达800余种，全部细菌的总重量可以达到 1 ~ 1.5kg。人体肠道菌群的组成具有非常明显的个性化特征，没有两个人的肠道菌群组成是完全一样的，所以有人将肠道菌群称为第二指纹。消化道不同部位分布的菌群数量和种类也各不相同，胃里面的菌群数量相对较少，胃内容物的菌落数低于 10^3CFU/mL，越接近大肠，菌群的数量和种类就越多。结肠中的菌群无论是数量还是种类，都是最多的，为 10^{11} ~ 10^{12}CFU/mL。

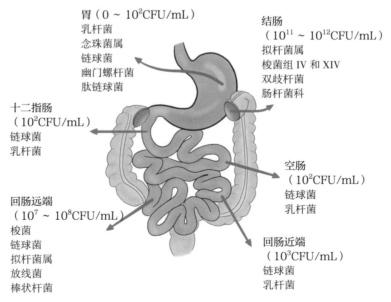

不同部位的菌群的数量和种类不尽相同

以往人们认为，胎儿是无菌的，出生时微生物才在肠道中初次出现，但近年来研究发现，当我们还是胎儿时，微生物就可能同我们接触了。在我们出生之后，这支微生物部队不断发展壮大，在喂养方式、分娩方式、基因等因素的影响下不断调整自己的成员，伴随我们一起走过整个生命阶段。它们与人体共存，与生活的肠道环境一起形成能独立进行物质、能量及基因交换的系统，被称为肠道微生态。

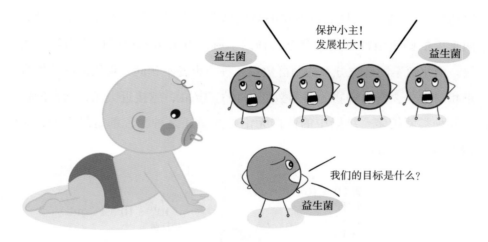

肠道微生物会逐渐发展壮大，并伴随我们一生

目前，越来越多的研究发现，肠道菌群是外环境与人体之间的一座桥梁，对维持人体健康起着非常重要的作用：它们能够帮助维持肠道正常的消化吸收功能；能合成维生素；能与肠黏膜结合构成生物屏障，阻止致病菌的入侵；能产生抑菌物质，抑制或杀灭肠道内的潜在致病菌；能促进免疫功能的成熟，维持免疫反应稳态。因此，也有学者将肠道微生态系统称为身体最强大的免疫器官。

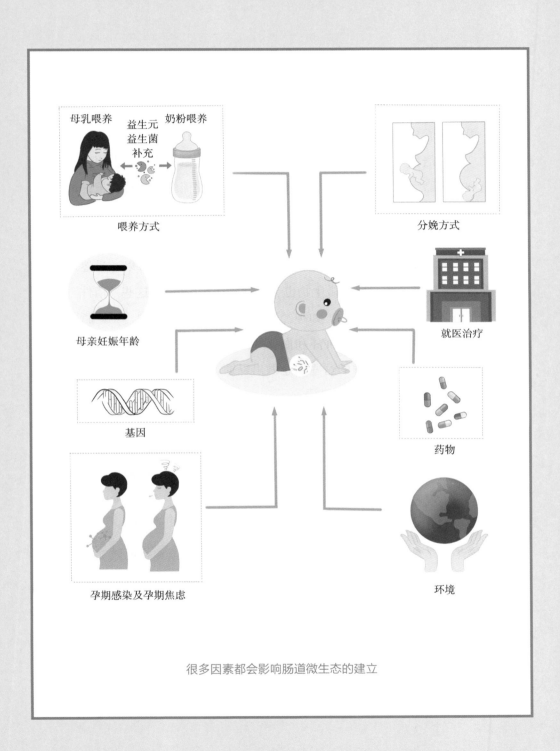

很多因素都会影响肠道微生态的建立

2.2　肠道、肠道微生物与大脑的"三方会晤"

很多人看到这里可能会有疑惑了，微生物不是在肠道里面吗？肠道和它的"常驻居民"与大脑相隔甚远，怎么还会跟大脑有交流呢？事实上，肠道和肠道微生物确实同大脑保持着"亲切"的交流活动，目前把这种交流方式称为微生物–肠–脑轴。它们是怎么交流的呢？有学者认为，肠道内壁上分布了很多神经细胞，组成了非常复杂的神经网络，它既可以独立工作，监控肠道的消化吸收工作，调节消化液的分泌，也可以通过迷走神经等与大脑沟通交流。肠道微生物也会给大脑送"信件"，这些"信件"主要是肠道微生物的代谢产物，如神经递质、神经活性代谢物、短链脂肪酸等。这些"信件"通过肠道屏障和血脑屏障两道关卡抵达大脑，大脑能根据肠道微生物和肠道发送的这些信息做出反馈，指挥肠道。这就是肠道、肠道微生物与大脑的"三方会晤"。

比如，当有毒素出现在消化道时，肠道和肠道微生物察觉出不对劲，会立马给大脑发出信号——"有敌人入侵！"大脑收到信号，会根据当前的形势做出反应，并"指挥"肠道完成呕吐、腹泻等动作。这种沟通交流是双向的，不仅肠道微生物、肠道可以影响大脑，大脑也可以影响肠道和肠道微生物。我们回想一下，紧张的时候是不是特别想上厕所呢？心情抑郁的时候是不是食欲特别差呢？饮食、药物、环境对肠道和肠道微生物的影响会反映在心理和行为上，反过来，抑郁、焦虑、恐惧等精神状况也会对肠道和肠道微生物造成影响。目前发现，脑卒中、癫痫等神经系统疾病，焦虑症、抑郁症等精神疾病，成瘾、肥胖、肠易激综合征等疾病都与微生物–肠–脑轴相关。当然，我们对微生物–肠–脑轴的了解还远远不够，其中的奥秘还需要我们深入挖掘。

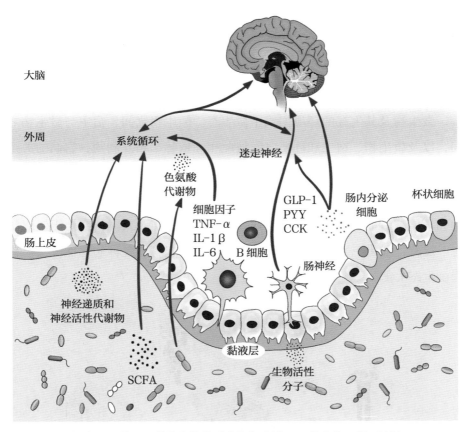

大脑、肠道、肠道微生物的"亲切"交流——微生物–肠–脑轴

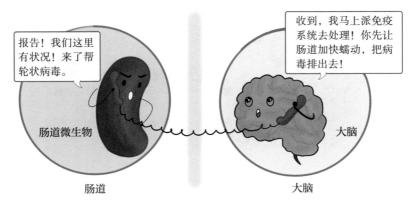

一旦出现"敌情",肠道微生物会马上向大脑发出信号

2.3 微生物、宿主和环境之间的"战争"——微生态失衡

微生物及其生存的环境构成了微生态。微生物之间、宿主与微生物之间，以及微生物、宿主和环境之间彼此相互依赖、相互制约，它们的关系并非固定不变的，而是在各种因素的影响下不断变动、相互博弈的，在人体内上演着大大小小的"战争"，最终影响身体的状态。如果微生物、宿主和环境三者能够相互适应、制约，达到动态平衡，人体就会处于健康状态。反之，如果三者的关系发生异常，则会引起身体各种病理性改变，称为微生态失衡。

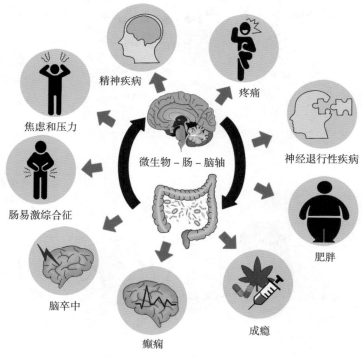

微生物、宿主和环境之间的关系

随着微生态研究的深入，人们逐渐发现微生态失衡与很多疾病的发生都有关系，如新生儿感染性疾病、新生儿黄疸等新生儿疾病；各种腹泻、肠易激综合征、炎性肠病、肝胆疾病、重型胰腺炎、结肠肿瘤等消化系统疾病；呼吸道感染、过敏性哮喘等呼吸系统疾病；院内感染、围手术期感染、艰难梭菌感染等感染性疾病；食物过敏、特应性皮炎等过敏性疾病；糖尿病、动脉粥样硬化等代谢疾病；帕金森病、阿尔茨海默病等神经系统疾病；抑郁症、孤独症等精神疾病。

肠道微生态失衡可以根据菌群变化分为菌群失调和菌群移位，其中菌群失调是人类认识最早、最常见的微生态失衡表现方式。健康人体的菌群中大部分是中性菌，是"和平主义者"，一小部分是对人体有害的致病菌，还有一小部分是对人体有益的益生菌，三者的比例始终维持着动态平衡。但在损伤、手术、免疫抑制、饮食、有害物质、精神心理等因素的影响下，有害的致病菌数量急剧增加，本来是"和平主义者"的中性菌失控，加入了"敌营"，益生菌势单力薄，无法压制住敌方的进攻，平衡被打破，"战争"一触即发，引发肠道菌群失调。人容易出现腹泻、腹胀、腹痛等腹部不适，少数人伴有发热、恶心、呕吐，严重者甚至出现脱水、电解质紊乱、低蛋白血症等。

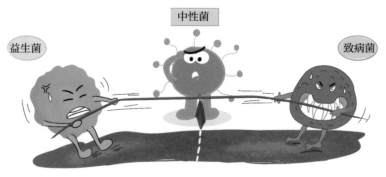

益生菌、致病菌、中性菌三方博弈

　　这里不得不提到为"战争"推波助澜的催化剂——抗生素。抗生素最早是从霉菌中提取出来的，这种物质被命名为青霉素。说来也奇特，源于微生物的青霉素却成为很多微生物的克星。后续科学家研制出了多种抗生素，大大增强了人类抗感染的能力，很多原来不能治疗的疾病都得到了治愈，人类的伤亡大大减少。目前，抗生素被广泛应用于肺炎、肺结核、脑膜炎、梅毒等多种疾病上，人类也越来越依赖这种有效的药物。然而，新的问题也出现了。抗生素就像一枚威力强大的原子弹，在微生物的战场上所向披靡，但却不能识别敌我，它无差别地攻击所有菌群。后果便是，无论是益生菌，还是致病菌，统统都被杀死了，整个肠道微生态也被破坏了。使用的抗生素种类越多，使用的时间越长，越容易出现肠道菌群失调。

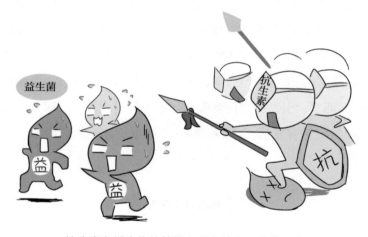

抗生素在微生物的战场上所向披靡、敌我不分

　　那肠道菌群移位又是怎么回事呢？菌群移位也称易位，指正常菌群在损伤、免疫、长时间禁食等因素的影响下，离开了原来特定的居住地，"搬家"到了其他地方，如从上消化道搬到了下消化道、从肠道内跑到了肠道外其他脏器或血液中，从而引起各种内源性感染和严重疾病，如脓毒症、多器官功能障碍综合征（MODS）、重型胰腺炎、败血症、肝脓肿等。

2.4　益生菌、益生元、合生元，傻傻分不清楚

出现了肠道菌群失调怎么办？最常见的方法是"以菌抑菌"——直接补充微生态制剂。有了外援的加入，肠道内益生菌的能力会大大加强，菌群失调就能得到有效改善。目前，市场上的微生态制剂品种繁多，让人眼花缭乱，有益生菌、益生元、合生元，名称特别相似。它们都是一样的东西吗？

首先说说益生菌。益生菌是目前临床使用最广泛的微生态制剂，考虑到安全性问题，目前只有少数菌株被批准使用。国家卫生健康委员会批准可用于食品的益生菌菌种只有30多种，包括常见的双歧杆菌、乳杆菌等；可用于婴幼儿食品的菌种就更少了，目前只有7种。不同的益生菌菌种发挥的作用不尽相同，目前认为多种益生菌混合补充可能比单一的菌种更有效。这里需要给大家强调的是，益生菌不是万能药，什么时候补，补多少都应该在医生或营养师的指导下进行。

补充益生菌还要注意以下几点：

◆ 稳定的微生态系统不是一朝一夕就能够建立的，坚持使用一段时间才能看到效果。

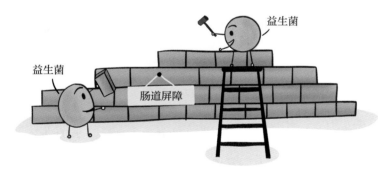

建立稳定的微生态系统需要时间

◆ 益生菌怕热，服用益生菌制剂时不能用太热的水冲泡。

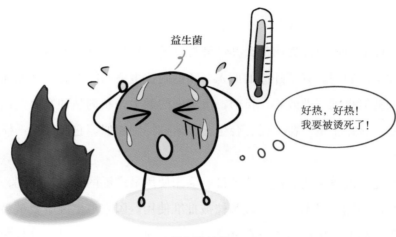

益生菌怕热

◆ 益生菌也是细菌，同样会遭到抗生素的攻击，要避免和抗生素同时服用，最好两者的服用时间错开两个小时。

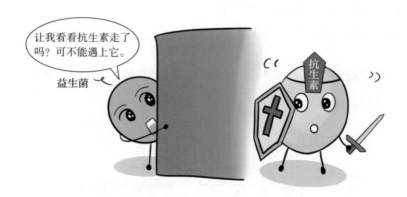

抗生素会攻击益生菌

接着说说益生元。益生元与益生菌仅相差一个字，却是完全不同的两种东西。益生元其实就是人们常说的膳食纤维，如低聚果糖、乳果糖、低聚半乳糖等。这些膳食纤维能够被肠道中的益生菌利用，刺激益生菌生长和代谢，有利于维持肠道正常微生态。如果补充益生菌的同时补充益生元，可以使益生菌增殖 10 ~ 100 倍。其实，在很多食物中都有益生元，如豆类、奶类、蔬菜、水果等，可以多吃这些食物来补充。如果吃得不够也可以通过一些益生元制剂来补充。

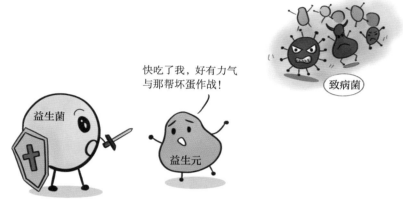

益生元能为益生菌提供营养

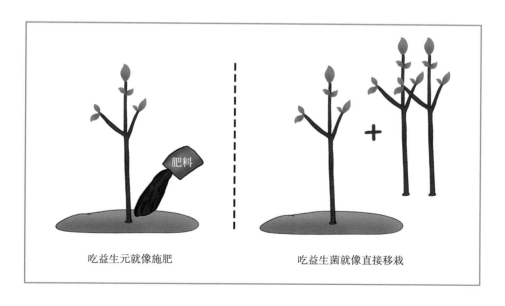

吃益生元就像施肥　　　　　　　　吃益生菌就像直接移栽

最后说说合生元。顾名思义，合生元就是把益生菌和益生元合并在一起的产品，主要是为了方便食用。很多益生菌制剂中都添加了益生元，以便它们能发挥更大的效用。

值得注意的是，除了补充微生态制剂，还应该积极治疗原发疾病，改善身体免疫功能，配合恰当的饮食，纠正营养不良，多管齐下，微生态才能更快恢复。

第三章　**Chapter 3**

你需要知道的
"便便"那些事儿

　　大便，也有人戏称为便便、粑粑，是由食物转变而来的。虽说大便从视觉到嗅觉上都让人感到不适，但它是身体健康状况的晴雨表。所以，关于"便便"的那些事儿你可别错过。

我是粪便，大家也叫我便便、粑粑。

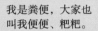

我由食物变化而来，是身体产生的垃圾。

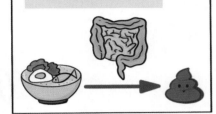

我的样子不太好看，味道也不太好闻。

很多人都对我避之不及，但若是我几天都没有出现，他们又甚是想念。

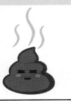

我其实会悄悄告诉你很多与健康有关的信息。

你注意到了吗？

3.1 你了解自己的便便吗

健康人一次排的粪便有 100 ~ 300g，其中 60% ~ 70% 是水分，剩下的固体物质包括无法消化的食物残渣、"光荣退役"的肠道细菌、人体代谢产生的垃圾、消化道分泌物、脱落的肠道黏膜细胞等。因为大便中携带了大量的微生物，所以可以通过检测大便中的微生物来了解肠道微生物的状况。在生病的情况下，大便中还可能出现血液、脓液、寄生虫、胆结石等。

"宿便"是人们口中最常说到的词汇之一。有人说"宿便"是食物残渣被困在肠道的皱褶中无法排出，从而形成的一种黑色、有气味、有毒的物质，可重达 5 ~ 6kg；有人说"宿便"就是一整天没有排便之后，第二、三天排出的大便；还有人说"宿便"全是毒素，积聚在肠道内会产生各种健康问题，要靠"肠清茶""排毒胶囊"等来排宿便、清肠毒，宿便清除后一身轻松，甚至百病全消。那么，这些说法是正确的吗？

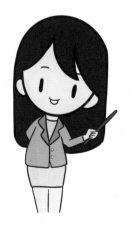

没事不要瞎排毒，真有事还是找医生~

实际上，医学上根本没有"宿便"这个说法。从食物进入口腔到变成大便排出，整个过程需要 10 ~ 30 个小时。也就是说，今天吃进去的食物本来就会在 10 多个小时之后，甚至更长时间后才能排出。所以，一天没有排出的大便会变成"宿便"的说法是错误的。不过，大便中含有很多代谢废物，如果与肠道内壁长时间接触，确实会导致很多健康问题。但这不能靠所谓的"肠清茶""排毒胶囊"来清肠。因为这些药物通常以"泻"为主，虽能"一泻千里，一身轻松"，但过度使用会产生依赖性，反而会改变肠道功能，加重便秘。

3.2　便便的信号你接收到了吗

很多人觉得大便看起来很恶心，闻起来也臭臭的，所以对大便"敬而远之"，排便之后马上用最快的速度冲掉它，闭眼、捏鼻、冲水，动作一气呵成。殊不知，大便可是悄悄给我们透露了很多信息的。消化系统参与了大便的整个"制作"过程，如果某一个或多个消化器官出现问题，"制作"的大便也会跟着发生变化，向我们发出信号，提醒我们身体出现问题了！这些信号，你接收到了吗?

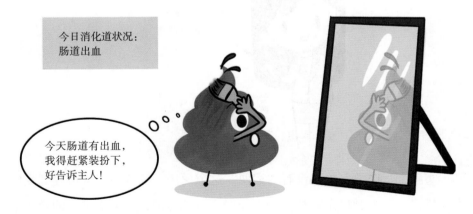

大便会及时反映消化道状况

3.2.1 大便次数和量告诉我们什么

成人一般每天排便1次，如果每天排便少于1次或每周少于3次，或者每天排便大于3次，都算作异常。但也不排除有些健康成人习惯2～3天才排1次大便。健康成人每次的大便量为100～300g，喜欢吃精细粮食的人和肉食主义者的大便量比较少，爱吃粗粮的人和素食主义者的大便量比较多。如果成人每天的大便量超过了正常水平，意味着其可能出现了消化道炎症、胰腺炎症、胃肠功能紊乱、消化吸收不良等问题。

	正常	异常
大便次数	每天 1 ～ 3 次	每天 <1 次或每周 <3 次或每天 >3 次 注：有些健康成人习惯 2 ～ 3 天排 1 次大便
大便量	100 ～ 300g	<100g >300g
排便感觉	排便不费力，大便排出顺畅，几分钟就可搞定	排便费劲或排便太顺畅，甚至控制不了

大便正常与否的常规判断

3.2.2 大便的颜色告诉我们什么

健康成人大便的颜色多为黄色或黄褐色，不同的大便颜色反映出不同的问题，既有可能是受到疾病的影响，也有可能来源于食物。下面主要介绍五种颜色的大便。

◆ **绿色：**如果进食过多的绿叶蔬菜或其他绿色的食物，大便就可能呈绿色，服用过量的铁剂或含铁的药物也会使大便呈墨绿色，这属于正常现象，不用担心。若同时伴有酸臭味且泡沫多，就有可能是消化不良、肠道功能失调；若大便中还有脓液或灰白色、半透明的物质，就有可能是肠炎或细菌性痢疾。

◆ **鲜红色：**如果大便中有鲜红色血液或血块，要警惕下消化道出血、溃疡性肠炎、直肠癌、痔疮、肛裂等情况。另外，如果大量食用西红柿、红辣椒、西瓜等红色的食物或正在服用利福平等药物，大便也会变红，属于正常现象。

◆ **暗红色：**这类大便颜色较深，像果酱一样，常见于阿米巴痢疾、结肠息肉、结肠肿瘤，还可见于一些特殊性的疾病，如再生障碍性贫血、白血病、血小板减少性紫癜等。有时暗红色大便也可见于大量食用咖啡、桑葚、巧克力等食物的人群中。

◆ **黑色：**这类大便颜色非常深，类似于柏油马路的颜色，所以又称柏油色大便。如果食用过多的动物血、肝脏、菠菜、口服铁剂等，大便就会呈现黑色。如果出现消化道溃疡、上消化道出血、胃窦炎、食管–胃底静脉曲张破裂等问题，大便也会呈现黑色。

◆ **白色：**大便如果呈现类似陶土样的白色，可能是进食了大量的脂肪。另外，进行了钡餐造影检查的人也可能出现白色大便。在病理情况下，如果出现了胆汁淤积性黄疸，结石、肿瘤、蛔虫等引起的胆道阻塞，以及胰头癌等问题，会使胆汁排泄出现障碍，大便就会呈现白色。

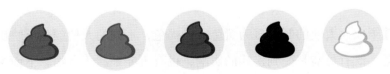

从大便颜色看健康

3.2.3　大便的性状告诉我们什么

正常健康成人的大便多为成形的软便，而婴幼儿的大便通常为糊状。如果性状出现异常，大家就要引起警惕了。怎么辨别自己的"便便"是好是坏呢？有一种非常实用的方法——布里斯托大便分类法。这种分类法将大便分为七种类型。

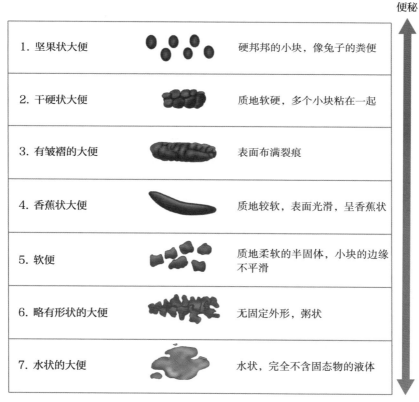

布里斯托大便分类法

第三种和第四种大便是理想的形状，尤其是第四种香蕉状大便，这种大便的水和固体物质的比例刚刚好，最容易排出。大便的性状越向第一种靠近，水分含量越少，大便越干燥，便秘的可能性越大；而大便的性状越向第七种靠近，水分含量越多，越容易出现腹泻。

除此之外，大便还有其他特殊的类型：

- **稀水样便**——这类大便含水量非常多，有时还会像洗肉水、红豆汤，有淡淡的红色，可见于食物中毒、出血性肠炎等。
- **米泔样便**——这类大便就像白色的淘米水一样，还会有一些黏液或块状物质，一般见于霍乱。
- **黏液样便**——如果出现了肠道炎症，肠道受到刺激，大便中的黏液就可能增多，还可能伴有血液或脓血。
- **蛋花样便**——这类大便就像蛋花或乳凝块一样，呈黄白色，多见于婴儿消化不良。
- **细条样便**——这类大便一般较正常大便更细，甚至像铅笔那么细，多见于肠道痉挛、直肠或肛门狭窄、痔疮、直肠癌等。

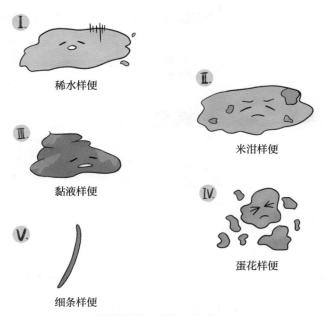

大便还有一些特殊的类型

需要强调的是，在实际生活中，大便给出的信号远比上述情况要复杂！而且每个人的症状都不相同，有些人的症状可能并不典型。所以，有问题找医生！有问题找医生！有问题找医生！千万不要自己下结论，以免耽误病情！

3.3　便秘的烦恼

便秘是一种非常常见的现象，困扰着很多人。如果每周解大便少于3次，甚至伴有排便困难，就可以被认为是便秘。但是，也有部分健康人群每2～3天排便1次。这类人虽然排便间隔时间长，但大便既不干硬，排出也不困难。

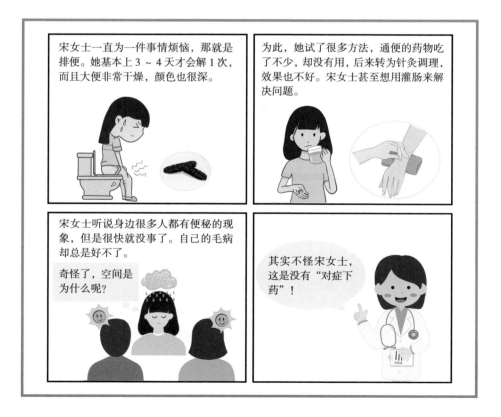

3.3.1　便秘对身体有什么影响

　　大便其实就是我们身体产生的各种垃圾，如果这些垃圾不及时排出，堆积在身体内，就会影响食欲，影响各种营养素的吸收和代谢。大便在肠道内停留的时间越久，被吸收的水分越多，就会变得干燥且不容易排出，排便的过程也会变得非常困难，通常会因为太过用力而出现肛门撕裂、出血等问题，久而久之容易出现痔疮。而且，这些垃圾里面还含有非常多的有毒、有害物质，如果待在肠道内的时间久了，有毒、有害物质与肠道接触的时间长了，还可能让大肠"生病"，增加大肠癌的发生风险。

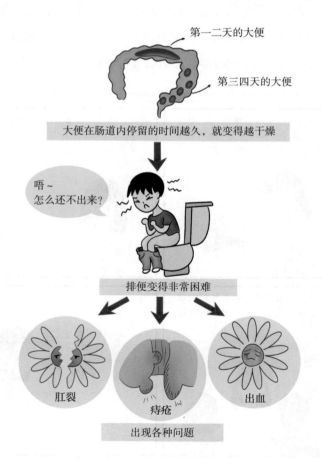

☕ 流言大剖析——便秘就靠"通"

很多人认为，便秘就是因肠道动力不足而无法排出大便，最常用的办法就是吃各种药促进肠道蠕动。其实，便秘的学问可大了，要想解决便秘的问题，不能只靠"通"，要先了解便秘的原因，对症下药，才能真正解决问题。从医学上来看，便秘分为三种类型，不同类型便秘的治疗有很大不同。如果没弄清便秘的原因就贸然使用药物的话，不但可能起不到任何效果，反而可能会加重便秘。

3.3.2　便秘的类型

根据发病原因不同，便秘一般分为以下三种类型。

1. 痉挛性便秘

原因：某些食物具有很强的刺激性，进入肠道会让肠道过分紧张，肌肉痉挛，收缩过度，大便不易排出，造成便秘。此类便秘通常伴有腹痛、里急后重（里急是形容想排便的急迫感，后重是指大便好像已经到达了肛门，但又不能畅快地排出而滞留在肛门处的感觉，即总想排便，但排便后还有不尽感）。大便一般很干燥，颜色很深，呈深黑色，形状多为球形，大的像栗子，小的像羊粪。

营养相关因素：吸烟，使用过多泻药，饮用过多浓茶、咖啡和酒，食用过多粗糙食物和刺激性调味品等。

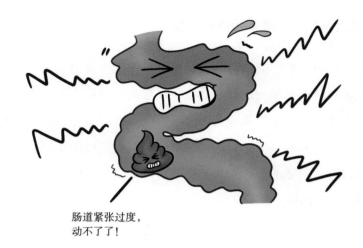

肠道紧张过度，
动不了了！

2. 弛缓性便秘

原因：肠道肌肉松弛，缺乏动力，收缩和蠕动减慢，无力将大便从肠道排出，也称为无张力性便秘。另外，还可能因为食欲差、疾病等原因导致吃的食物变少了，肠道缺乏食物的刺激，产生的大便量减少，造成此类便秘。

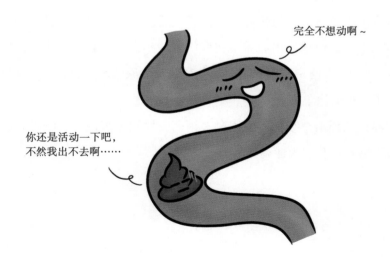

完全不想动啊~

你还是活动一下吧，
不然我出不去啊……

营养相关因素：饮食中长期缺乏膳食纤维、维生素 B₁、脂肪等。女性怀孕时胎儿会压迫肠道，大便也不容易解出。随着年龄的增加，老年人的消化液分泌减少，肠道蠕动减慢，无力解出大便。久坐不动，活动少，没有养成定时排便的习惯，滥用泻药，经常灌肠，都容易影响肠道功能，造成此类便秘。还有肥胖、营养不良、手术或疾病等因素也可能会引起肠道动力减弱，造成此类便秘。

3. 阻塞性便秘

原因：由于手术、疾病等原因导致肠道粘连，肠道长了肿瘤，以及肠道先天性粘连、狭窄、畸形等问题，肠道变得狭窄，大便堵塞在肠道内无法顺利排出，造成此类便秘。

营养相关因素：此类便秘多源于疾病因素，营养因素影响较小。

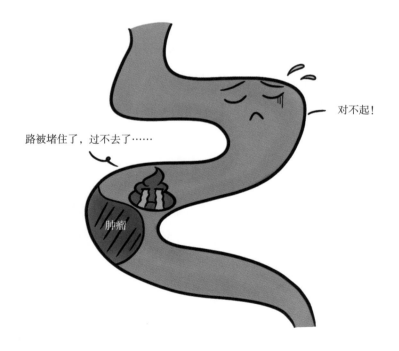

3.3.3　如何通过饮食改善便秘

合理饮食能改善便秘的症状，但是要根据便秘的原因选择适合的饮食。

1. 痉挛性便秘

痉挛性便秘是肠道受过度刺激引起的。因此，减轻肠道刺激，让肠道充分休息是重点。

- **少渣饮食是关键**：膳食中应减少膳食纤维的含量，减轻肠道刺激。严重者可先安排少渣半流质饮食，禁食含膳食纤维多的蔬菜及水果，根据改善的情况逐渐调整成少渣软饭。
- **刺激性食物要少用**：严禁食用会对肠道产生刺激的食物，如产气的食物、辛辣的食物、浓茶、咖啡、咖喱、酒精等，也不宜食用煎炸食物。
- **油脂可以来点**：适当增加饮食中的油脂，可促进肠道蠕动，有利于大便排出。但不宜过多，以免引起腹泻。
- **充足水分助排便**：多饮水，或者果汁、菜汁，这样可以保证大便中有充足的水分，容易排出。
- **烹调时候要注意**：食物应切小、切碎、煮烂，这样消化吸收会更容易，可减轻肠道负担；少食多餐，每次进食的食物不宜过多。
- **适当琼脂有帮助**：可适当进食含琼脂的食物，如魔芋制品和琼脂粉制作的凉糕、果冻等。因为琼脂富含可溶性膳食纤维，能够吸收水分，使大便变得又软又滑，同时对肠道刺激小，有助于大便顺利排出。
- **良好心态要保持**：情绪会对肠道蠕动产生非常大的影响。有些人对便秘的问题过于关注，为了解决便秘问题，不停地就医，甚至寻找各种偏方，呈现一种焦虑的状态。这其实非常不利于便秘的改善，甚至会加重病情。良好的心态才是最好的助力。

可食食物	主食类	馒头、面条、粥、饺子、饼干、藕粉等容易消化的食物
	动物性食物	鱼、虾、鸡、瘦猪肉、肝脏类等，做成蛋羹、蛋花汤的蛋类
	含膳食纤维少的蔬菜	胡萝卜、去皮西红柿、去皮茄子、冬瓜、黄瓜、土豆、藕等蔬菜，可做成菜泥、菜汁、菜汤等
禁食食物	含膳食纤维多的食物	含膳食纤维多的蔬菜，如芹菜、油菜、白菜等，还有燕麦、玉米、糙米等粗粮
	容易产气的食物	豆浆、鲜牛奶等
	坚硬、不易消化的食物	煎炸食物
	刺激性食物	浓茶、咖啡、咖喱等

2. 弛缓性便秘

弛缓性便秘的根本原因是肠道肌肉松弛，缺乏动力。因此，饮食关键在于刺激肠道，加快肠道蠕动。

- **膳食纤维要多吃：**膳食纤维可以刺激肠道，促进肠道蠕动，所以要增加每天饮食中膳食纤维的含量，如食用粗粮、带皮水果、新鲜蔬菜等食物。但也不宜食用过多，太多的膳食纤维也会影响消化。

- **保证每天饮水量：**每天饮水不少于1000～1200mL，相当于6～8杯，这样大便中才能有足够的水分，便于排出。可以在每天早晨起床后，空腹喝一杯200mL左右的温水或蜂蜜水，不仅能补充晚上睡觉时缺少的水分，还能唤醒肠道，刺激肠道蠕动。除非因某些疾病需要限制饮水量。

- **多摄入维生素B_1：**食用富含维生素B_1的食物，如粗粮、酵母、豆类等，可促进消化液分泌，促进肠道蠕动，利于排便。

- **产气食物可多吃：**有些食物容易在肠道菌群的作用下产生气体，刺激肠道蠕动，帮助排便，如洋葱、萝卜、蒜苗等。

- **适当脂肪很有用：** 适当增加油脂含量多的食物，如花生、芝麻、核桃等食物，或芝麻油、花生油等油脂，能够润滑肠道，帮助排便。但谨记"过犹不及"，油脂不能食用太多，一来容易引起腹泻，二来能量摄入过多容易引起体重增加。

- **泻药、灌肠要少用：** 这些措施治标不治本，虽然可以通便，但刺激性强，有可能加重便秘，且长期使用容易形成依赖性。

- **少吃多动促健康：** 电子产品的普及和工作方式的变化导致很多人都处于久坐不动的模式，"能坐就不站着，能躺就不坐着"成了很多人的座右铭，原来多发生于老年人的便秘问题成了越来越多年轻人的烦恼。由于活动量减少，超重、肥胖等问题也容易找上门。所以，除非是必须长期卧床的患者，其他人还是应该多活动，每周至少进行3次运动，如散步、爬山、球类运动、跑步、骑车等，不仅能改善便秘，还有益身体健康。如果确实没有时间运动，可以利用平时生活、工作的间隙进行碎片化运动，能爬楼梯就不坐电梯，能坐交通工具就不开车，争取多走路、多活动。

- **定时排便好习惯：** 每天可以在固定时间上厕所，让身体养成习惯，久而久之，当到了那个时间点，大脑就会习惯性地给身体发出"想上厕所了"的信号，促进肠道蠕动。最好选择早上起床后的时间点，这时身体从躺着的状态变为直立的状态，体位的变化有助于唤醒肠道；也可以选择吃东西之后的时间点，有了食物的刺激，肠道的蠕动会加快，大便更容易排出。

可食食物	粗粮及制品	玉米、小米、黑米、燕麦、糙米等全谷物 红薯等薯类 红豆、绿豆、大豆、黑豆、花豆等
	蔬菜	芹菜、豆芽、油菜、菠菜、白菜等
	菌类	蘑菇、香菇、金针菇、鸡腿菇等
	水果	香蕉、苹果、火龙果等
	坚果	花生、芝麻、核桃等
	其他	琼脂、魔芋制品等

3. 阻塞性便秘

阻塞性便秘多是由于肠道疾病，如肿瘤、异物等阻塞肠道。如果不先把病治好，无论吃什么药物效果都不明显，反而可能因为贸然用药加重病情，甚至危及生命安全。如果有长期便秘的问题，还是应该及时到正规医院就诊，找到便秘的原因。

 流言大剖析——通便只认准香蕉

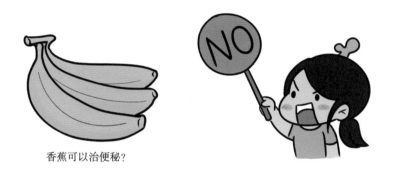

香蕉可以治便秘？

一提到改善便秘的食物，很多人脑海中第一个出现的就是香蕉。但是香蕉真的是通便利器吗？膳食纤维能够促进肠道蠕动，帮助改善便秘，但是香蕉中含的膳食纤维并不多，每100g中仅有2.7g，这一点点的膳食纤维能起到的作用是很有限的。相比之下，口蘑、红豆、梨、枣、魔芋等食物中含有的膳食纤维都多于香蕉，如每100g口蘑中的膳食纤维含量达17.2g。所以，如果想要通过摄入更多膳食纤维来改善便秘的话，不如吃这些食物。

如果吃熟香蕉，确实有一点儿帮助排便的效果。如果吃的是生香蕉，则一点效果也没有。因为生香蕉中含有大量的单宁，单宁可以和蛋白质形成不易消化的复合物，减少肠道蠕动及消化液分泌，加重便秘，起到反效果。

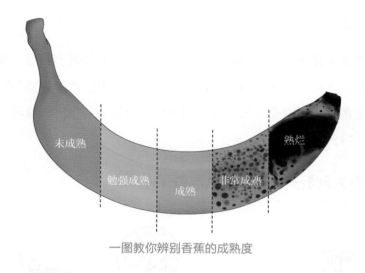

一图教你辨别香蕉的成熟度

3.3.4 针对便秘的菜品推荐

1. 痉挛性便秘

四喜肉丸

推荐理由：猪肉富含蛋白质，膳食纤维含量较少，而且加入了膳食纤维含量同样少的土豆和藕，不会对肠道造成过多的刺激。土豆还富含钾、维生素C等多种营养素，营养不逊色。从质地上说，土豆质地柔软，藕丁香脆，比起全用猪肉做成的肉丸，口感层次更为丰富。

所需材料：肥瘦猪肉馅500g，藕100g，鸡蛋1个，土豆1个，姜末、淀粉、盐、鸡精、料酒适量。

做法：

❶ 土豆去皮洗净，蒸熟，捣成泥备用。藕去皮洗净，切成碎末备用。

❷ 向猪肉馅中放入鸡蛋、姜末、盐、料酒、鸡精、淀粉，加少量水，顺着一个方向用力搅拌上劲。

❸ 将搅拌好的猪肉馅与土豆泥、藕末混合，团成肉丸，放入盘中。蒸锅放入清水，开火，水开之后将肉丸放在蒸格上，中大火蒸30分钟即可。

2. 弛缓性便秘

韭菜芝麻豆渣煎饼

推荐理由：豆类富含膳食纤维，尤其是豆渣中膳食纤维含量十分丰富，但是由于口感欠佳，很多人都把豆渣丢弃了。其实，豆渣也可以做出很多美食。豆渣有一定的腥味，芝麻自带特殊香气，可以掩盖住豆渣的腥味，而且芝麻富含不饱和脂肪酸，有润肠通便的作用。韭菜属产气食物，能够产生挥发气体，刺激肠道蠕动，促进排便。

所需材料：面粉150g，做豆浆剩余的豆渣100g，韭菜80g，鸡蛋1个，熟芝麻1大勺，虾皮适量，盐、胡椒粉、油适量。

做法：

❶ 虾皮用水浸泡淘洗几次，去掉沙子、杂质等，捞出沥干水分，切碎。韭菜择洗干净，切碎。

❷ 往面粉中分别加入豆渣、鸡蛋、虾皮碎、熟芝麻、韭菜碎、盐、胡椒粉，再加入适量水，揉成软软的面团。虾皮自带盐分，熟芝麻和韭菜都有特殊的香气，所以放一点盐即可。

❸ 平底锅抹油少许，将面团分为鸡蛋大小，轻轻压成小饼，放入锅中。中小火慢慢烤熟，不断翻面，两面煎成金黄色即可。

-☼- 营养小知识

豆渣没有黏性，所以想要做出更有弹性的饼，可以把面粉的比例提高一些。如果想要增加膳食纤维含量，还可以加入一些全麦面粉或玉米粉。

3.4　腹泻的学问

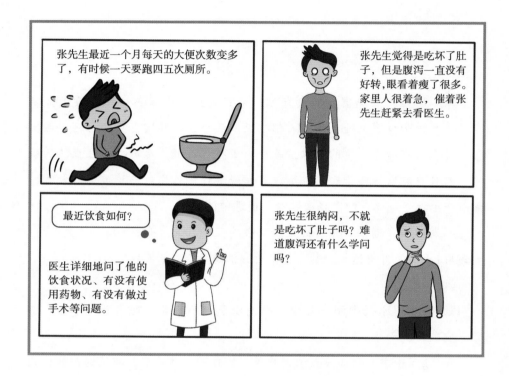

　　健康人一般每天解一次大便，通常为成形粪便，粪便量一般不超过300g。如果排便次数增加（每天大于3次），粪便量增加（每天大于300g），粪便水分多（含水量超过85%），则称为腹泻，也就是人们所说的拉肚子。腹泻一般分为急性腹泻和慢性腹泻。急性腹泻一般来势汹汹，发病急，但也好得快，病程少于3周。如果腹泻超过3周或长期反复发作，就称为慢性腹泻。

3.4.1 腹泻对身体有什么影响

如果出现腹泻，说明肠道吸收功能大大减弱，很多营养素不能被吸收，身体得不到足够的营养素，就容易出现营养不良。大量水分通过大便排出，幼儿、老人、身体虚弱的人或严重腹泻患者的身体可能出现脱水，血中的镁、钾、钠等电解质也会降低，如果同时伴有脓血便，还容易出现贫血。频繁地跑厕所还会让患者恐惧进食，加重其营养不良的问题，也对其造成极大的心理负担。

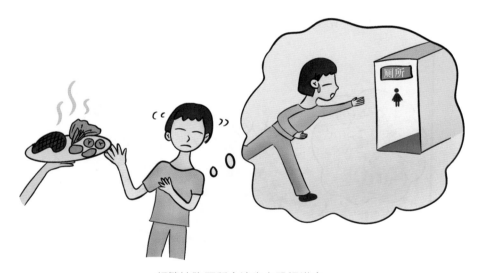

频繁地跑厕所会让患者恐惧进食

3.4.2 为什么会一"泻"千里

腹泻是临床上常见的问题。正常情况下，每天约有9L液体进入消化道，其中2L来自摄入的食物和饮品，其余则为消化液。小肠和结肠会吸收掉大部分液体，只剩下100～200mL水分通过粪便排出。但人在生病的状态下，进入结肠的液体量超过了结肠的吸收能力，或者结肠的吸收功能减弱，便会出现腹泻。

腹泻的原因有很多，主要有以下几种，但实际上，很多腹泻并不是由单一因素引起的，往往是在多种因素的综合影响下发生的。

1. 渗出性腹泻

原因：又称炎症性腹泻，肠道黏膜的完整性被有害因素破坏，肠道分泌物增加，肠道吸收功能减弱，导致腹泻。细菌、病毒、寄生虫、真菌感染，溃疡性结肠炎，克罗恩病，肿瘤，放射线伤害及营养不良等都是可能的病因。

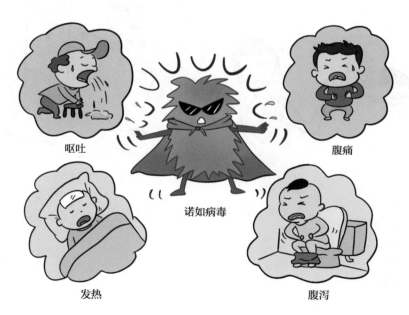

呕吐

腹痛

诺如病毒

发热

腹泻

诺如病毒感染在冬季非常常见，会引起呕吐、腹痛、发热、腹泻症状

特点：大便量少，通常含黏液和脓血。

2. 渗透性腹泻

原因： 大量不能被吸收、渗透压高的食物或药物进入肠道，或者身体里缺乏某些消化酶，因此某些营养素不能被吸收而积蓄在肠道内，使肠道内压力骤然升高，引起渗透性腹泻。比如，甘露醇、乳果糖等药物就是利用它们自身不能被吸收，使肠道内渗透压升高的原理来提高大便含水量，达到通便效果的。若是使用过多会引起腹泻。

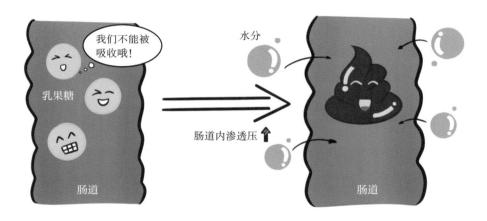

乳果糖通便的原理

特点： 大便多呈稀水状，一般没有脓液或血。每天大便量虽多，但大多不超过1L。如果禁食，约48小时后会明显好转。

3. 分泌性腹泻

原因： 由于肠道黏膜分泌细胞受到刺激，水、电解质分泌过多，又伴随吸收功能减弱，引起水、电解质含量超过了肠绒毛上皮细胞的吸收能力，多余的水、电解质就会通过大便排出，引起腹泻。

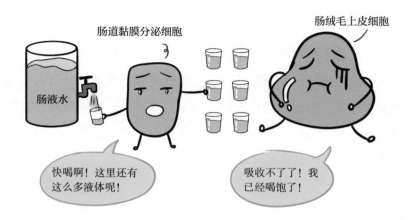

特点： 大便大多呈水样，一般没有脓血。每天排便量多，超过了1L，甚至可达10L。禁食48小时后可能仍有腹泻。

4. 动力异常性腹泻

原因： 多源于肠道运动过快，肠道内的食物颗粒很快通过，与肠黏膜接触的时间过短，消化吸收不充分。可见于使用莫沙必利等药物、糖尿病引起的肠神经病变、某些激素分泌过多、胃肠手术后、甲亢、类癌综合征等。另外，焦虑、抑郁等精神状态也是不可忽视的致病因素。

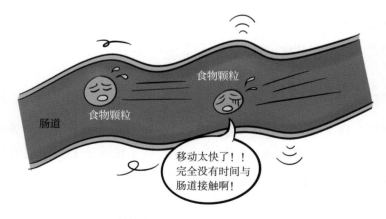

肠道蠕动过快引起动力异常性腹泻

特点：大便多呈水样或不成形，没有脓液或血液，排便急，同时会听到肠道里有"咕咕咕"的声音，有时还伴有绞痛。

3.4.3　腹泻患者在饮食上应该注意什么

1. 急性期

若排便次数过多，还伴有呕吐、脱水、电解质紊乱等严重症状，建议暂时禁食，让消化道充分休息，通过静脉输液来补充营养。待呕吐、腹泻等症状减轻后，慢慢恢复进食。如果腹泻不是特别严重，也没有呕吐，就不需要禁食，少用含脂肪多、膳食纤维多和产气多的食物即可。

急性期禁食食物：

◆ 全脂牛奶。

◆ 容易产气的豆浆。

◆ 冰激凌、雪糕等添加了大量蔗糖的甜食。

◆ 蛋糕、曲奇、油条、烤串等高脂肪食物。

2. 恢复期

恢复进食时，要先从清淡的流质食物开始尝试，如米汤、藕粉等，可以加一点盐，以补充丢失的钠。避免饮用易引起胃肠胀气的牛奶、豆浆等。每天可以进食6～7餐，同时观察大便情况。若腹泻没有因为进食而加重，则可以过渡至面条、粥、胡萝卜泥、土豆泥、鸡蛋清等脂肪含量较少的食物。这时应尽量减少食物对肠道的刺激，所以要禁食含膳食纤维多、产气多的蔬菜和粗粮，如韭菜、芹菜、豆芽、燕麦等，还有禁辛辣、油炸等刺激性强、坚硬的食物。可以选择蔬菜的嫩叶和含膳食纤维较少的瓜类，去皮并制成细软的泥，利于消化吸收。烹调上多选用蒸、煮、炖、烩等方法，减少油脂的摄入。随着病情好转，可以逐渐添加低脂肪高蛋白食物，如鱼肉、低脂或脱脂牛奶、鸡肉（去皮）等，最后恢复到正常饮食。

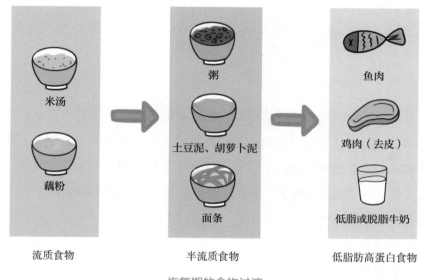

米汤	粥	鱼肉
藕粉	土豆泥、胡萝卜泥	鸡肉（去皮）
	面条	低脂或脱脂牛奶
流质食物	半流质食物	低脂肪高蛋白食物

恢复期的食物过渡

　　腹泻患者多存在营养不良，如果他们每天不能保证足够的进食量，就需要额外口服一些营养补充剂，如复合维生素片、蛋白粉、特殊医学用途配方食品（简称特医食品）等。

☕ 流言大剖析——牛奶营养好，腹泻患者应多喝

　　牛奶确实是一种富含优质蛋白质、营养价值高的食物。但是对腹泻患者来说，其身体虚弱，可能无法像以往一样快速吸收牛奶中的营养成分，反而加重肠道负担。除此之外，由于80%～90%的中国人都存在乳糖酶缺乏的问题，牛奶中不能消化的乳糖会引起胀气、腹泻、腹痛等问题，虽说症状轻重程度因人而异，但对本身已有腹泻症状的患者来说，无疑是雪上加霜。所以，腹泻患者最好少喝牛奶。

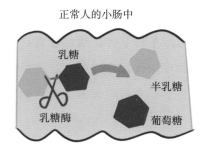

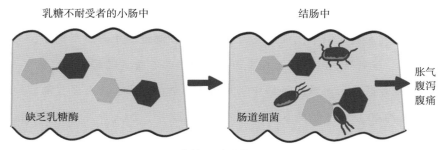

乳糖不耐受的原理

　　或许有人会问了，那腹泻患者是不是所有奶都不能喝了？其实有些奶类还是可以适量喝的，如酸奶。酸奶是由牛奶发酵而成的，里面的乳糖被益生菌发酵成了乳酸，其消化吸收完全不需要乳糖酶的参与，也就不存在乳糖不耐受的问题了；而且酸奶中的益生菌能够帮助腹泻患者恢复肠道功能。除了酸奶，腹泻患者也可以喝无乳糖或低乳糖奶。

3.4.4　菜品推荐

胡萝卜焦米粥

　　推荐理由：将大米炒至米粒表面微黄色、略有裂缝时再煮成粥，比直接煮出来的粥更容易消化吸收，有一定收敛大便水分的作用。虽对健康人区别不大，但对胃肠功能较弱的腹泻患者来说还是有一定作用的。胡萝卜所含膳食纤维不多，容易被人体消化吸收，不会给肠道造成更多负担，而且所含的胡萝卜素在人体内能转化为维生素A，有利于肠黏膜的修复。由于胡萝卜素是脂溶性维生素，因此加少量香油可以促进它的吸收。但香油的量不宜过多，避免肠道消化不良。另外，为了补充因腹泻而丢失的钠，可以加少许盐。

所需材料：胡萝卜、大米各100g，盐少许，香油少量。

做法：

❶ 将大米放入锅中，中小火干炒。注意炒制过程中要不断翻动，火候不宜过大，避免糊锅。炒至米粒表面微黄色、略有裂缝时起锅。

❷ 将炒好的大米放进汤锅中，加入4碗左右的清水，大火煮沸后转小火继续煮约40分钟。胡萝卜洗净切小丁放入锅中，加入少许盐和香油，再煮几分钟，等胡萝卜丁软烂即可关火食用。

❸ 想要简便的话，也可以将上述材料放入电饭煲或电压力锅中，按"煮粥"程序完成。

💡 **营养小知识**

　　炒焦的米粒除了可以煮粥，还可以直接打磨成粉末，放在容器中储存。取少许直接温水兑服即可，也有一定的缓解腹泻的作用。

拿什么拯救你，
我的消化道

消化道是非常娇弱的，很多机械性、化学性、感染性、放射性因素都会对它们造成急慢性伤害，引起消化道疾病。那么，问题来了，得了消化道疾病该吃什么呢？不用着急，这就告诉大家。

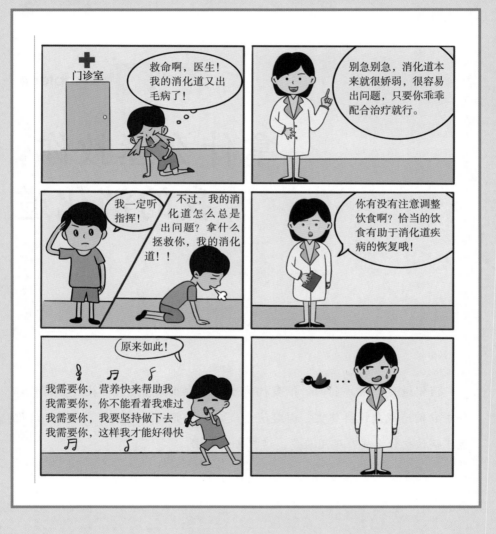

4.1 逆流而上的胃酸和食物——胃食管反流病

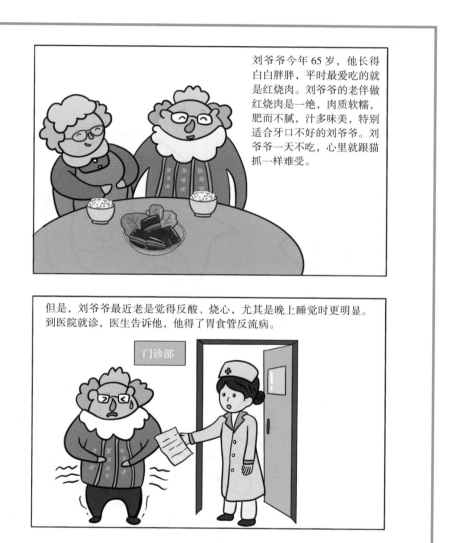

刘爷爷今年 65 岁，他长得白白胖胖，平时最爱吃的就是红烧肉。刘爷爷的老伴做红烧肉是一绝，肉质软糯，肥而不腻，汁多味美，特别适合牙口不好的刘爷爷。刘爷爷一天不吃，心里就跟猫抓一样难受。

但是，刘爷爷最近老是觉得反酸、烧心，尤其是晚上睡觉时更明显。到医院就诊，医生告诉他，他得了胃食管反流病。

门诊部

胃黏膜细胞会分泌一种无色酸性液体——胃酸，它是消化吸收过程中不可或缺的物质。正常情况下胃里的食物和胃酸混合后，会顺着胃部的运动向小肠方向移动，但是在某些情况下，它们却向相反方向移动，逆流而上，进入食管。由于胃酸腐蚀性强，当它进入食管后，会引起烧心、反酸、疼痛等不适，称为胃食管反流病。如果胃酸长时间持续对食管造成伤害，食管黏膜会糜烂、溃疡和出现炎症，称为反流性食管炎。胃食管反流病的症状多在餐后1小时明显或加重，平躺或身体前倾时更容易出现。严重者可出现食管消化性溃疡、上消化道出血、食管狭窄等。

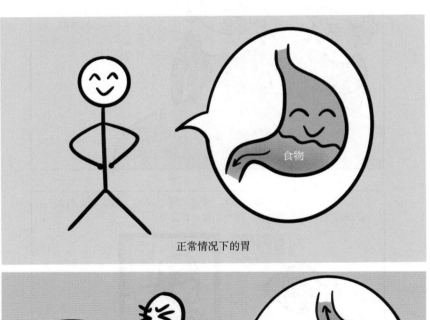

正常情况下的胃

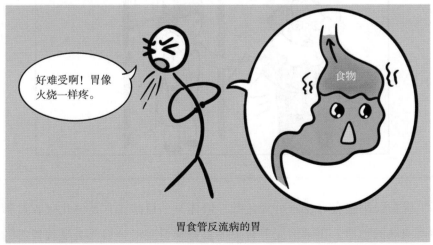

好难受啊！胃像火烧一样疼。

胃食管反流病的胃

4.1.1 食物和胃酸为什么会逆流而上

食管和胃的连接处有一个重要结构——食管下括约肌，这个地方的压力比较高，类似于"门禁"，用于阻止胃内容物反流到食管。但是，如果受到某些激素、高脂肪食物（如巧克力）、药物（如地西泮、钙拮抗药等）、饮烈酒、怀孕、腹水、肥胖、呕吐、胃动力减弱、负重劳动等因素的影响，食管下括约肌的压力降低，"门禁"失效，抵挡不住胃内容物，就会产生反流。案例中的刘爷爷年龄较大，体重超标，又爱吃高脂肪的红烧肉，胃食管反流病的发病因素他占了好几条，这个病怎么会不找上他呢？

4.1.2 胃食管反流病患者该如何吃

重点是防止胃内容物逆流到食管，减少对食管的刺激，所以胃食管反流病患者要做到以下几点。

◆ **吃动平衡，维持健康体重**。肥胖者更容易出现胃食管反流病，所以建议肥胖者平时要少吃多动，将体重控制在健康水平。

◆ **拒绝"暴饮暴食"，"八分饱"最好**。胃的容量和消化功能是有限度的，人如果一次性吃的食物太多，超过了胃容量和消化能力，食物就容易反流到食管中，引起胃食管反流病。尤其是消化功能减退的老年人，更要做到少食多餐。

◆ **改变不良生活方式和不良饮食习惯**。平躺的姿势容易出现反流，所以胃食管反流病患者应尽量避免吃完饭就躺下。夜晚睡觉时也很容易出现反流，所以胃食管反流病患者在睡前2小时内应避免吃东西，反流严重者可以在睡觉时将床头抬高 10～20cm。

◆ **食物选择要注意**。脂肪可以使食管下括约肌的压力降低，引起反流，所以应避免食用脂肪含量多的食物，如全脂牛奶、巧克力、黄油等，一些有刺激性的饮品也尽量少喝，如咖啡、浓茶、烈酒等，可用低脂或脱脂牛奶代替。

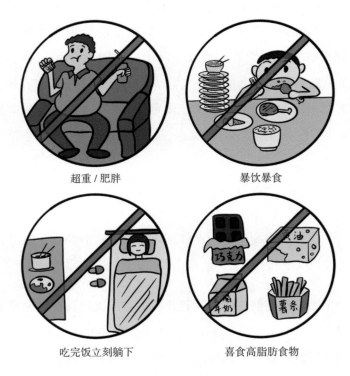

超重／肥胖　　　　　　　　　暴饮暴食

吃完饭立刻躺下　　　　　　　喜食高脂肪食物

改变不良生活方式和不良饮食习惯

4.1.3　菜品推荐

低脂嫩蛋羹

推荐理由：鸡蛋、牛奶富含蛋白质，如果把牛奶换成脱脂牛奶，脂肪含量会大大减少，蛋白质含量却维持不变。不会增加食管下括约肌的压力，可以减少反流的发生，营养也丰富，三餐均可食用。

所需材料：鸡蛋 2 个，脱脂牛奶 150g，盐、葱花适量。

做法：

❶ 将鸡蛋打入碗中，用打蛋器彻底打散，没有打蛋器也可以直接用筷子打散。

❷ 在打散的鸡蛋液中加入脱脂牛奶、盐，搅匀，撒上葱花。

❸ 将鸡蛋牛奶液放入蒸锅，小火蒸 6 分钟左右，再焖 5 分钟。注意在蒸的过程中蛋液加盖，避免蒸汽跑到蛋羹中，影响口感。

☼ **营养小知识**

蛋羹也可以用微波炉完成。微波炉高火 3 分钟，再转低火 3 分钟，这样做更便捷，做出的蛋羹也很嫩滑。

4.2 来势汹汹的急性胃炎

急性胃炎是一种急性胃黏膜炎症，通常由药物、细菌或病毒感染、手术、严重创伤、烧伤、饮食不当、过量饮酒等引起。如果做胃镜检查，可以看见胃黏膜出现糜烂和出血。有些急性胃炎仅伴有很轻的炎症细胞浸润，以上皮细胞和微血管的异常改变为主。

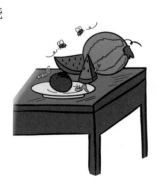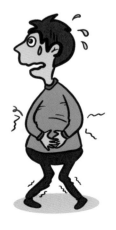

吃了不干净的食物是急性胃炎常见的原因

不同的人症状不一，有些人可能症状不明显，做胃镜检查时才会发现；有些人会出现上腹痛、恶心、呕吐、食欲减退、胃出血；严重者会出现呕血、脱水，甚至休克。

4.2.1　急性胃炎患者怎么吃

◆ **预防很重要**。急性胃炎最常见的原因是吃了不干净的食物，所以与其得了病之后再治疗，不如防患于未然。减少在外就餐的次数，尽量在家吃饭。如果要在外就餐，一定要选择环境整洁、食材新鲜的餐馆，脏乱差的餐馆去不得。一些不了解、猎奇的食物也不要轻易尝试，不然不仅仅是急性胃炎，其他疾病也有可能找上来。

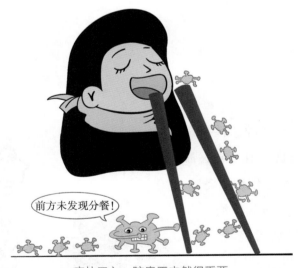

病从口入，防患于未然很重要

◆ **剧烈呕吐、腹痛**等严重情况下应暂禁食。剧烈呕吐、腹痛会对胃造成很大的损伤，频繁而剧烈的呕吐也会加大误吸入气管的风险，所以建议暂禁食，给胃充分的时间休息和恢复。

◆ **根据病情循序渐进地恢复饮食**。当呕吐、腹痛等症状缓解后，可以开始逐步恢复饮食。先从清淡的流质食物开始，如米汤、藕粉、面汤等，以补充水分为主。之后逐步过渡到蛋羹、稀饭、面条等易消化的食物，最后过渡到正常饮食。如果有腹泻、腹胀等症状，应减少食用容易胀气的食物，如牛奶、豆浆等。

◆ **少食多餐**。每天可以进食5～7餐，每餐量不宜过多，以减轻胃的负担。

急性胃炎患者恢复期一日参考食谱	
早餐	蛋羹、稠粥
加餐	低脂牛奶
午餐	虾仁蔬菜面条
加餐	小面包
晚餐	鱼肉粥、胡萝卜泥
加餐	藕粉

4.2.2 菜品推荐

山药大枣米浆

推荐理由：山药属根茎类蔬菜，淀粉含量较多，还含有较多的黏蛋白，可以保护胃壁，促进黏膜修复。山药、大枣、大米打成米浆，人体更容易消化吸收，特别适合急性胃炎恢复期的患者。

所需材料：山药100g，大米50g，大枣5个。

做法：

❶ 山药洗净、切段，上锅蒸熟后取出，去皮切成小块。

❷ 大枣的皮消化吸收会慢一些，所以要去皮去核，只留果肉部分。大米淘洗干净，和枣肉、蒸熟的山药一起放入豆浆机或破壁机中。加入900mL的清水，选择豆浆模式，静待程序完成即可。

-ᕦ- 营养小知识 •━━━

> 山药表面有黏液，有一定的刺激性，在削山药皮时若皮肤接触到黏液，容易出现瘙痒症状。可以将山药洗净后直接上锅蒸熟，黏液的刺激性会在蒸制的过程中减弱，等到蒸好后再去皮，就能避免皮肤瘙痒的困扰了。

4.3　困扰很多人的慢性胃炎

慢性胃炎是由不同病因导致的非特异性慢性胃黏膜炎性改变。慢性胃炎患者大多无明显症状，多表现为饱胀感明显和无规律的上腹部隐痛、嗳气、反酸、厌食、呕吐等。

引起慢性胃炎的因素有很多，包括胃肠动力异常、十二指肠里的内容物长期反流到胃里、长期消化不良、食物单一、缺乏营养、细菌及病毒感染等，其中最常见的原因是幽门螺杆菌感染。

4.3.1　浅表性胃炎和萎缩性胃炎的区别

我们经常听到浅表性胃炎和萎缩性胃炎的说法，这两种胃炎到底有什么区别？这两种胃炎是根据炎症细胞侵犯的深浅程度来区分的。当炎症细胞仅侵犯到胃黏膜的表层时，称为浅表性胃炎，这时胃黏膜深处的腺体是完好的。随着炎症的进一步发展，炎症细胞会向深处的腺体发起攻击，腺体逐渐被破坏、萎缩，最终发展成萎缩性胃炎。

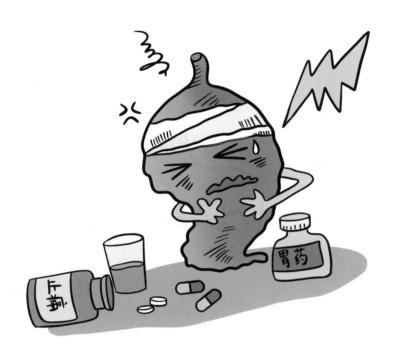

4.3.2　慢性胃炎与幽门螺杆菌

幽门螺杆菌是一种螺旋形的细菌。幽门螺杆菌的感染率非常高，全世界约有一半的人口都曾感染过，一般发展中国家的感染率高于发达国家。我国属于高感染率国家，估计有40%～70%的人群曾感染，年龄越大越容易感染，经济条件差、居住环境差、卫生习惯差的地区，人群感染率更高。

幽门螺杆菌生存能力很强，它能够在强酸性的胃液环境中存活，是目前所知的能够在胃中生存的唯一一种微生物。不仅如此，它还能在强酸环境下有所作为。越来越多的研究发现，幽门螺杆菌与许多疾病的发生密切相关，如消化性溃疡、胃炎、胃癌等胃部疾病，还有特发性血小板减少性紫癜、不明原因的缺铁性贫血，甚至妊娠期糖尿病。

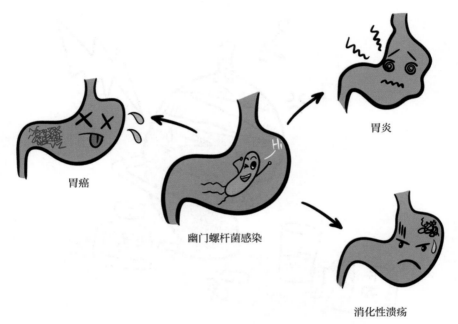

胃炎

胃癌

幽门螺杆菌感染

消化性溃疡

幽门螺杆菌与许多胃部疾病的发生有关

接下来，我们来看下慢性胃炎患者在饮食上需要注意的地方。

◆ **提倡分餐制，避免交叉传染**。中国的传统饮食习惯是同吃一盘菜，有团结和睦的寓意，但这样的饮食习惯也"方便"了幽门螺杆菌传播。幽门螺杆菌容易通过唾液传染。实施分餐制和使用公筷、公勺，能够在很大程度上避免幽门螺杆菌的交叉传染，而且分餐制还能明确每人每餐的进食情况，保证均衡营养，一举多得。

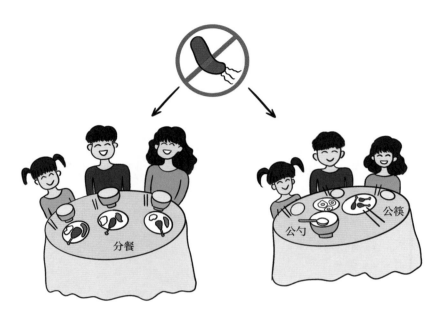

实施分餐制或使用公筷、公勺能减少幽门螺杆菌的交叉传染

- **找到病因，对症治疗**。减少食用会对胃黏膜造成刺激的药物、食物、烈酒等，积极治疗慢性感染、慢性疾病等。只有找到病因，对症治疗，才能从根本上促进胃黏膜修复。

- **均衡饮食，充足营养**。慢性胃炎患者通常都有消化不良、食欲差的症状，导致其营养素摄入不足。慢性胃炎患者应尽量多摄入营养丰富、易消化的食物，如富含蛋白质的蛋类和瘦肉、富含维生素的新鲜蔬菜；少进食影响消化的食物，如高脂肪的肥肉、煎炸食物，以及刺激性食物，如辣椒、洋葱、胡椒等。

- **少食多餐，减少负担**。如果慢性胃炎患者一次吃的食物太多，会对胃造成负担，加重饱胀不适的症状，所以建议少食多餐。严重的慢性胃炎患者可以进食少渣易消化的半流质食物，避免进食太多含膳食纤维多或容易引起胀气的食物，如豆浆、生硬的蔬菜等。

4.3.3 菜品推荐

秋葵拌虾仁

推荐理由：秋葵具有极高的营养价值，低脂肪、富含维生素，其黏液中所含的多糖、酚类化合物等成分还有预防心血管疾病的功效，搭配富含优质蛋白质的虾仁，营养价值会更上一层楼。采用拌的烹调方式，使用的油脂较少，容易消化，非常适合慢性胃炎患者。

所需材料：秋葵10根，熟芝麻一勺，大虾100g，盐、姜末、蒜末、糖、醋、生抽、蚝油、油适量。

做法：

❶ 秋葵洗净后放入沸水中焯熟，喜欢脆爽口感的焯2～3分钟即可，喜欢软的可以多等一会儿。焯好后切成小段，平铺在盘中。

❷ 大虾洗净后放入沸水中，煮至变色后，放入凉水中浸泡一会儿，这样肉质会更加有弹性。浸泡后将虾肉剥出，放在焯好的秋葵上。如果没有大虾的话，也可以直接使用冷冻虾仁。

❸ 取一个小碗，加入盐、姜末、蒜末、糖、醋、生抽、蚝油搅拌均匀。将兑好的凉拌汁浇在虾仁上。

❹ 撒一勺熟芝麻，油烧热，浇在虾仁上即可。

💡 **营养小知识**

　　这道菜中的醋可以用柠檬汁来代替。柠檬不但含有丰富的维生素C和果酸，而且带有特别的香气。将柠檬汁加入这道菜肴中，别有一番风味。

4.4 疼起来真要命——消化性溃疡

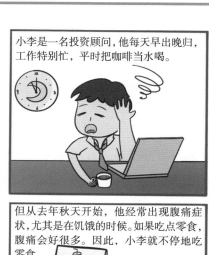
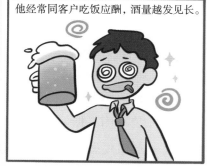
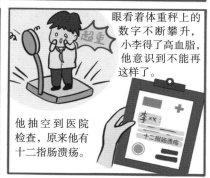

作为身体与外界相通的通道之一，消化道经常会受到很多物质的刺激，如太凉或太热的食物、具有强腐蚀性的胃酸、各种药物、高浓度的酒精，甚至一些有毒、有害物质等。但是消化道却能安然无恙，因为消化道的黏膜上有缓冲屏障和保护因子，可以帮助人体抵御这些伤害。但是在某些情况下，这种防御机制受到损伤，无法保护黏膜，或者外界因素的刺激超过了消化道的防御能力，强腐蚀性的胃酸就会自我消化黏膜，引起溃疡。溃疡可发生于消化道很多部位，如食管、胃、十二指肠、胃-空肠吻合口附近等，其中胃、十二指肠球部的溃疡最常见。

4.4.1　哪些人容易得消化性溃疡

消化性溃疡是一种常见的全球性疾病，估计有10%的人都曾患过这种疾病。那么，到底哪些因素与消化性溃疡的发生有关呢？

◆ **幽门螺杆菌感染**。国内外很多研究均表明，幽门螺杆菌是消化性溃疡的主要病因。据调查，80%～90%的胃溃疡患者、90%～100%的十二指肠溃疡患者都能检查出幽门螺杆菌感染。当幽门螺杆菌经治疗清除后，消化性溃疡的复发率会大大降低。

◆ **经常使用某些药物**。有研究报道，阿司匹林、对乙酰氨基酚、布洛芬，还有糖皮质激素、化疗药物等都会引起消化道黏膜损伤。如果长期服用这些药物，发生消化性溃疡的概率较大。尤其是阿司匹林、布洛芬等非甾体抗炎药，服用该类药物的人有10%～25%会发生消化性溃疡，有1%～2%的人甚至出现出血、穿孔等严重并发症。

◆ **经常吸烟、饮酒**。

◆ **十二指肠胃反流**。

◆ **长期精神紧张、过劳**。

◆ **克罗恩病、胃窦G细胞功能亢进、胃泌素瘤等疾病**。

◆ **放射治疗后**。

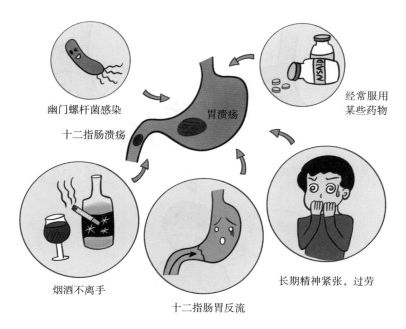

幽门螺杆菌感染

十二指肠溃疡

胃溃疡

经常服用
某些药物

烟酒不离手

十二指肠胃反流

长期精神紧张，过劳

诱发消化性溃疡的多种因素

4.4.2　消化性溃疡有哪些症状

慢性发病。症状可长达数年甚至数十年。

上腹部疼痛或不适。部分人可能症状不明显，严重者可能出现出血、穿孔、幽门梗阻等并发症。

疼痛多有一定的规律。胃溃疡患者多在餐后1小时左右出现腹痛，1～2小时后疼痛逐渐缓解，因此很多患者变得不敢进食，久而久之会出现营养不良、贫血等问题。同胃溃疡患者恰恰相反，十二指肠溃疡患者多在饥饿时出现疼痛，这时候进食会使疼痛有所缓解。十二指肠溃疡患者多为了缓解疼痛而不停地吃东西，反而容易出现营养过剩的问题，就如同案例中的小李，出现肥胖、高血脂等问题。

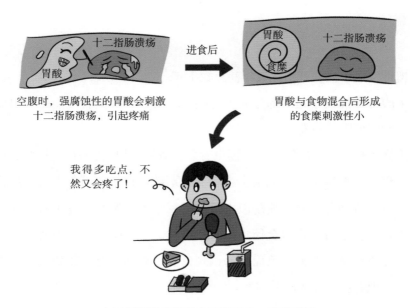

胃溃疡

进食后

好疼啊！

食物

胃溃疡

空腹时胃溃疡一般
不会疼痛

食物的摩擦和胃部
的运动会引起疼痛

一吃东西就疼，
不敢吃了！

胃溃疡患者会逐渐恐惧进食，变得消瘦

十二指肠溃疡

进食后

胃酸
食糜

十二指肠溃疡

胃酸

空腹时，强腐蚀性的胃酸会刺激
十二指肠溃疡，引起疼痛

胃酸与食物混合后形成
的食糜刺激性小

我得多吃点，不
然又会疼了！

十二指肠溃疡患者会不停进食，变得肥胖

4.4.3 消化性溃疡患者应该怎么吃

为避免影响营养状况，一般情况下不需要禁食，除非出现幽门完全梗阻、急性穿孔、呕血等严重并发症。

多选择富含蛋白质的食物，如蛋类、鱼肉、奶类等，既能中和胃酸，起缓冲作用，又能促进溃疡面愈合。

选择易消化的食物，少吃粗糙、坚硬、有刺激性的食物，避免加重胃肠负担。

少食多餐，定时定量，每天5~7餐，每餐的量不宜过多。少食多餐有利于中和胃酸，减轻胃酸对溃疡的刺激，尤其适合十二指肠溃疡患者，既能避免饥饿带来的疼痛，又能避免进食过多带来的营养过剩。

烹调应选择蒸、煮、烩、焖、汆等方法，少用煎、炸、爆炒、烧烤等方法。

4.4.4 消化性溃疡患者应该怎么选择食物

可食食物	富含蛋白质的食物	牛奶、豆浆、鸡蛋、鱼、瘦肉、鸡肉等
	易消化的食物	稠粥、面条、馄饨、馒头、米粉等
少食食物	粗糙、坚硬的食物	粗粮、芹菜、韭菜、竹笋、坚果等
禁食食物	易产气的食物	生葱、生蒜、生萝卜、蒜苗、洋葱等
	易产酸的食物	红薯、土豆、甜点心、糖醋食品等
	刺激性强的食物	浓茶、咖啡、咖喱等
	生冷食物	冷饮、凉拌菜等

消化性溃疡患者恢复期一日参考食谱（少渣半流质）	
早餐	大米粥、烤面包干
加餐	低脂牛奶
午餐	小馄饨、豆腐脑
加餐	银耳羹
晚餐	挂面、肉末冬瓜
加餐	藕粉

4.4.5 菜品推荐

牛奶小米莲子粥

推荐理由：牛奶富含蛋白质，能中和胃酸，有利于保护胃黏膜，促进溃疡面愈合。小米颗粒更细，非常容易被消化，不会加重胃肠负担。

所需材料：小米80g，莲子一小把，牛奶400～500mL。

做法：

❶ 莲子在室温下提前浸泡8个小时，如果夏季室内温度较高，建议放入冰箱中。

❷ 小米洗净，与浸泡好的莲子一起放入锅中，加入3～4杯水，煮成粥。也可以放入电饭煲中，选择"煮粥"程序。

❸ 粥煮好后再加入牛奶即可。

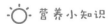

营养小知识

　　如果觉得煮粥麻烦，也可以将小米和莲子放入豆浆机或破壁机中打成米浆，再加入牛奶。

4.5　特殊的疾病——炎性肠病

　　肠炎多由细菌、病毒、真菌、寄生虫等引起，但有一些慢性肠炎病因不清，根治困难，且容易反复发作，如克罗恩病和溃疡性结肠炎等炎性肠病。近年来，我国炎性肠病的发病率显著增高，多发生于 15～40 岁的青壮年。专家预计到 2025 年我国炎性肠病的患病人数将达到 150 万人，该类疾病会给他们的生活带来巨大的影响。目前，炎性肠病的病因尚未明确，研究发现，肠道黏膜免疫系统的异常反应可能是疾病发生的重要因素，而环境、感染、自身免疫力、遗传、种族等因素也在其中起着一定作用。

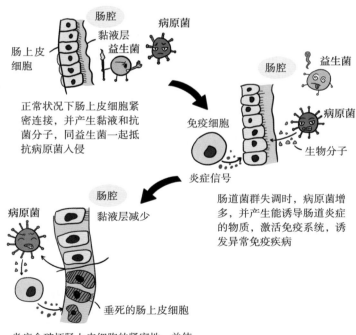

肠腔
黏液层
益生菌
病原菌
肠上皮
细胞

正常状况下肠上皮细胞紧密连接，并产生黏液和抗菌分子，同益生菌一起抵抗病原菌入侵

免疫细胞

肠腔
益生菌
病原菌
生物分子

炎症信号

肠道菌群失调时，病原菌增多，并产生能诱导肠道炎症的物质，激活免疫系统，诱发异常免疫疾病

肠腔
病原菌
黏液层减少

垂死的肠上皮细胞

炎症会破坏肠上皮细胞的紧密性，并使黏液层减少。病原菌很容易通过有漏洞的肠上皮，进一步激起免疫反应，最终导致肠上皮细胞损伤、死亡

4.5.1 常见的炎性肠病有哪些症状

1. 克罗恩病有什么症状

◆ 腹痛是最常见的症状。多为间断发作，疼痛呈痉挛性。

◆ 腹泻常见，大便一般呈糊状，没有脓血和黏液。

◆ 发热常见，一般为间断性低热或中度发热，少数为高热。

2. 溃疡性结肠炎有什么症状

◆ 绝大多数患者都会出现腹泻症状。大便带黏液和脓血是溃疡性结肠炎的重要表现。大便次数和便血的程度与病情轻重相关。病情较轻的患者每天大便2～4次，大便呈糊状，没有或轻微有血丝；而病情严重的患者每天大便次数可达10次以上，大便中明显可以看到脓血。

◆ 病情轻的患者可能没有腹痛，或者仅有轻微的腹部不适。病情严重的患者多为左下腹阵痛，多在排便后好转；同时，有腹胀、食欲缺乏、恶心、呕吐等症状。

◆ 轻症患者一般不会发热，只有中、重型患者有低热或中度发热。

4.5.2 炎性肠病患者应该怎么吃

无论是克罗恩病还是溃疡性结肠炎，都会造成消化道功能障碍，营养丢失严重，加上食量减少，所以营养不良在炎性肠病患者中非常普遍。有研究显示，70%～80%的住院患者和20%～40%的门诊患者存在营养不良和体重减轻的情况，在克罗恩病患者中更为常见。恰当的饮食可以改善炎性肠病患者的营养状态，尤其是对克罗恩病患者来说，恰当的饮食还可以促进其肠道黏膜愈合，诱导和维持病情的缓解。

那么，炎性肠病患者到底应该怎么吃呢？2021年，中华医学会肠内肠

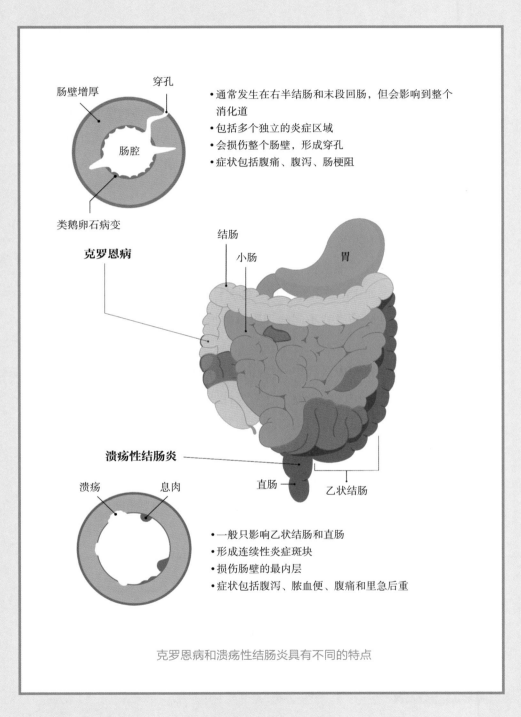

肠壁增厚 穿孔

肠腔

类鹅卵石病变

克罗恩病

- 通常发生在右半结肠和末段回肠，但会影响到整个消化道
- 包括多个独立的炎症区域
- 会损伤整个肠壁，形成穿孔
- 症状包括腹痛、腹泻、肠梗阻

结肠

小肠

胃

溃疡性结肠炎

溃疡 息肉

直肠 乙状结肠

- 一般只影响乙状结肠和直肠
- 形成连续性炎症斑块
- 损伤肠壁的最内层
- 症状包括腹泻、脓血便、腹痛和里急后重

克罗恩病和溃疡性结肠炎具有不同的特点

外营养学分会（CSPEN）编写的《中国炎性肠病营养诊疗共识》中给出了诸多建议：

◆ 炎性肠病患者营养风险和营养不良常见，必须进行营养风险筛查和营养不良评估，并根据结果，结合炎性肠病患者具体病情制订兼顾规范化和个性化的营养治疗方案。营养治疗包括肠内营养和肠外营养。

◆ 饮食也是营养治疗的重要组成部分。均衡、清淡、易消化的饮食不仅有助于炎性肠病的治疗，还能减少复发。

◆ 虽然目前主流观点认为并不存在炎性肠病保护性饮食，但仍有研究证据表明，某些饮食对疾病有益，如低脂肪、低糖、适量蛋白质饮食；适量膳食纤维饮食；适量维生素饮食等。而另外一些饮食则对疾病有害，如生海鲜和生牛奶、刺激性食物、油腻食物等。

◆ 宜根据炎性肠病患者不同病理阶段酌情选择适宜的饮食和肠内营养制剂。

◆ 中国传统饮食和中医药中一些药食同源的食材对疾病有一定的治疗作用，但宜在中医的指导下针对炎性肠病患者体质和不同病理阶段辨证施治，切忌盲目使用阿胶、鹿茸等强力滋补药材，以免诱发或加重病情。

炎性肠病患者缓解期的食物选择可以参考下表。

可食食物	精制大米、面粉、馒头、花卷、面条等
	土豆、山药、胡萝卜、藕等根茎类蔬菜
	瘦肉、鱼、去皮鸡肉、鸡蛋清等低脂肪高蛋白食物
	绿叶蔬菜类
	各类水果
慎食食物	葱、姜、蒜等调味品
	易引起腹胀和腹泻的牛奶、豆浆
	粗粮、杂粮
	油条、油糕等煎炸食物、烧烤食物
	咖啡、浓茶、辣椒、芥末、烈酒等刺激性食物

4.5.3　菜品推荐

蒜蓉粉丝蒸龙利鱼

推荐理由：炎性肠病患者多存在腹泻症状，低脂肪饮食更适合。龙利鱼为深海鱼类，脂肪含量少，仅为1.4%；粉丝是纯碳水化合物食物，不含脂肪；再加上蒸的烹调方式用油很少，所以整道菜的脂肪含量非常少，而且富含ω-3脂肪酸。另外，龙利鱼的蛋白质含量很多，为17.7%，能促进肠道黏膜修复。

所需材料：龙利鱼400g，干粉丝30g（一小把），独蒜1个，香油、葱末、姜丝、盐、生抽、蚝油、糖、料酒适量。

做法：

❶ 粉丝提前半小时泡发，剪成小段。独蒜去皮剁碎。

❷ 小碗里加入剁碎的蒜泥、2勺生抽、1勺蚝油、1小勺盐、1小勺糖、1小勺香油拌匀，做成蒜香汁。

❸ 龙利鱼解冻洗净，切成小块，加入姜丝、料酒去腥，腌制10分钟。

❹ 将泡好的粉丝平铺在盘子中，放上腌制好的龙利鱼块，将蒜香汁淋上去。

❺ 蒸锅里倒入清水，水烧开后，将粉丝和鱼块上锅蒸制10分钟左右，筷子可以轻松插入鱼肉就说明熟了。出锅后撒上葱末即可。

💡 **营养小知识**

这种蒜蓉的做法适合烹制很多鱼类，如鲈鱼、鲫鱼等，只要是低脂肪高蛋白的食物即可。需要注意的是，蒜也是有一定刺激性的，这道菜中的蒜泥建议比平时少放一些。

4.6　消化道出血

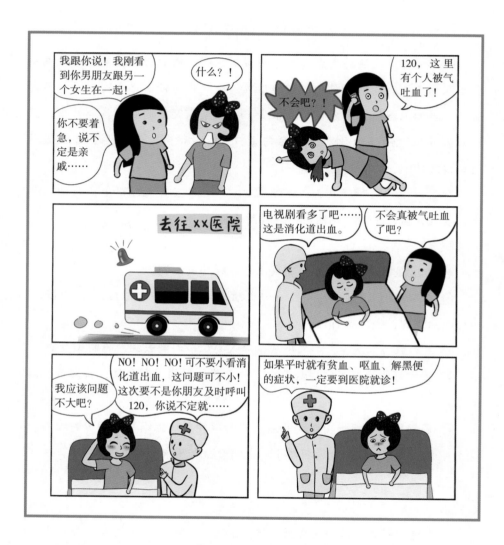

　　消化道出血在临床上常见，根据出血部位的不同，一般分为上消化道出血和下消化道出血。上消化道主要包括口腔、咽喉、食管、胃、十二指肠、空肠上段，下消化道主要包括空肠下段、回肠、阑尾、盲肠、结肠、直肠。

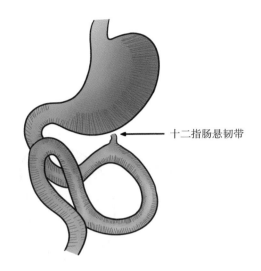

十二指肠悬韧带

十二指肠悬韧带是上消化道、下消化道分界的标志

哪些原因会导致消化道出血

消化道疾病：消化性溃疡、食管静脉曲张破裂、胃肠炎、消化道肿瘤及息肉、炎性肠病、感染性疾病、痔疮和肛门撕裂等。

邻近器官组织疾病：胆管或胆囊结石、肝癌、胆管癌及胰腺癌、肝脓肿等。

全身性疾病：血管瘤、动脉粥样硬化、过敏性紫癜、白血病、系统性红斑狼疮、尿毒症、流行性出血热等。另外，在严重创伤、大手术、烧伤等严重应激状态下也容易发生出血。

消化道出血有哪些表现

- ◆ 呕血，多见于上消化道出血，血为鲜红色或棕褐色。
- ◆ 柏油样黑便或暗红色、鲜红色血便。

- ◆ 头晕、心慌、乏力、血压偏低，严重者可出现休克。
- ◆ 贫血。
- ◆ 低热。

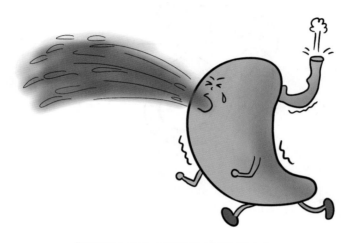

"喷射性"呕血大概率是上消化道出血

4.6.3 呕血与咯血的区别

同样都是从嘴巴里面吐出来血液，呕血和咯血大不相同。

	呕血	咯血
病因	消化性溃疡、肝硬化、急性胃黏膜病变、胆道出血、胃癌等消化系统疾病	肺结核、支气管扩张、支气管肺癌、肺脓肿、肺炎、心脏病等呼吸系统和心血管疾病
出血前症状	上腹部不适、恶心	喉痒、胸闷、咳嗽
出血方式	呕出，可为喷射状	咯出
出血颜色	鲜红色、暗红色、棕褐色、咖啡渣样，会有血凝块	鲜红色
血中混合物	食物残渣或胃液	痰、泡沫
黑便	有	通常无

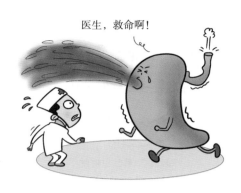

多为消化系统问题，出血可为喷射状，
多伴有食物残渣或胃液

呕血

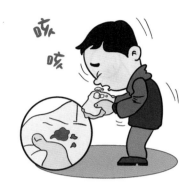

多为呼吸系统或心血管问题，
出血多伴有痰

咯血

4.6.4　消化道出血怎么办

1. 及时到医院就诊

消化道出血的后果可大可小。身体的全部血液重量约占体重的8%，如果一次失血超过总血量的20%，就可能出现低血压、脉搏加快、呼吸急促、休克等问题，严重者危及生命。一次失血量不多的话症状不明显，但是如果长期少量失血也会导致贫血等问题。如果发现自己有呕血、便血、贫血等症状，一定要及时到医院就诊，接受治疗。

发生消化道出血时，常会出现便血。但有时候出血量不多，我们通常看不出大便颜色有没有变化，这时就需要通过一种检验手段来确定，即隐血试验。如果隐血试验结果呈阳性，就可能有消化道出血。另外，隐血试验也是筛查消化道恶性肿瘤的一个重要指标，由于其简单、价廉、对患者无伤害，因此美国临床生物化学学会建议50岁以上人群每年做一次大便隐血试验。

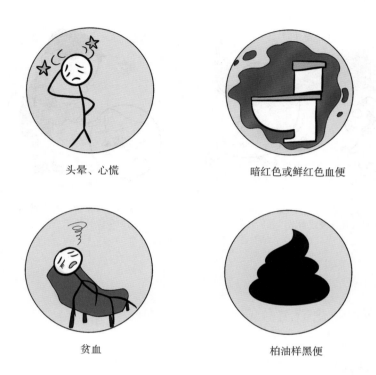

头晕、心慌　　　　　　　暗红色或鲜红色血便

贫血　　　　　　　　　　柏油样黑便

如果出现以上症状，应警惕消化道出血，需及时就医

2. 注意饮食

◆ 消化道出血能吃东西吗

出血量大时建议暂时禁食，同时通过静脉输液来补充营养，待出血停止后再恢复进食。少量出血时不需要禁食，只要注意避免食用坚硬、粗糙、膳食纤维含量多的食物即可。

◆ 进食要循序渐进

恢复进食时应先从清流质饮食开始，如米汤、清藕粉等，少食多餐，让消化道逐步适应。之后逐渐过渡为粥、面条、果汁、菜汁等，此时应选择膳食纤维含量少、易消化的食物，避免坚硬、粗糙的食物，以免划伤消化道，再次引起出血。接下来就可以过渡到细软的米饭、面食、菜泥、水果泥等，还要增加低脂肪高蛋白食物的摄入，如鱼肉、去皮鸡肉、蛋类、豆腐等。蛋白质能够保护消化道黏膜，有利于出血点愈合。最好选择蒸、煮、炖、烩等烹调方法，避免煎炸、烧烤，减少食用辛辣、刺激性食物和调味品。最后恢复到正常饮食。

◆ **注意温度**

恢复进食时，要注意食物的温度比平时略低一些，一般30～40℃为宜。这样与肠道内温度相近，更有利于肠道恢复。如果食物温度太高，好转的出血点可能会再次发生出血。

4.6.5　菜品推荐

甜椒炒鸡心

推荐理由：消化道出血患者通常会有不同程度的贫血，因此可以选择一些含铁量丰富的食物，有助于改善贫血的症状。含铁量丰富又易吸收的食物主要包括动物内脏、动物血、红肉等。鸡心的铁含量较多，为4.7%，其胆固醇含量比鸡肝少，而且口感柔嫩，腥味没有鸡肝那么重。甜椒中含有丰富的维生素C，同鸡心一起搭配食用，有利于铁吸收，而且味道香甜，对肠道刺激小。

所需材料：鸡心100g，甜椒200g，油、酱油、料酒、姜丝、盐适量。

做法：

❶ 鸡心洗净后切成两半。甜椒洗净、去籽后切成条状。

❷ 锅内放少量油，烧热后依次放入姜丝、鸡心、料酒翻炒，等鸡心变色后盛出。

❸ 锅中留油，放入甜椒翻炒。等甜椒断生后，倒入鸡心，加入盐、酱油调味，即可完成。

-☼- 营养小知识 •————————•

　　鸡心、甜椒都是易熟的食材，为了保证柔嫩的口感，可以将两种食材分开炒熟，最后合在一起调味。鸡心也可以换成鸭心、鸭肝等禽类内脏，或者猪瘦肉、牛肉等，也可以达到补铁的效果。猪肝虽说也能补铁，但脂肪含量相对较多，食用量不宜过多。

第五章 **Chapter 5**

令人恐惧的存在——
消化道恶性肿瘤

　　一提起肿瘤，尤其是恶性肿瘤，也就是癌症，我们会不自觉地感到害怕。国家癌症中心发布的数据显示，每分钟约有7人被确诊为癌症，每天约有1万人被诊断为癌症，其中，消化道癌症是导致我国居民发病和死亡的主要病因，是令人恐惧的存在。目前，研究认为，消化道恶性肿瘤并不是由某一种特定的因素引起的，而是在很多种因素长期、综合的影响下形成的，包括遗传、环境、饮食、生活习惯、疾病等因素的影响，因此，我们在日常生活中应尽量避免一些不良行为，以减少消化道恶性肿瘤的发生。

在山的那边、海的那边有一个小村落。村民们随心而活，过着快乐的日子。

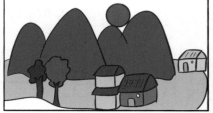

有一天，一个名叫消化道恶性肿瘤的恶魔来到了这个村落中，它对村民们实施了邪恶的魔法。

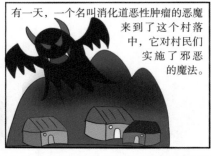

村民们陆续出现了腹痛、呕吐、出血等症状，进食量日益减少。不少人因此变得消瘦，甚至失去了性命。

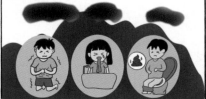

大家都跑到村里最有见识的智者面前哭诉：我们与世无争，为什么恶魔会盯上我们？智者长叹一声：遗传、环境、饮食都可能招来恶魔。为了不让恶魔继续祸害我们的下一代，我们一定要尽力避免可能招来恶魔的行为。

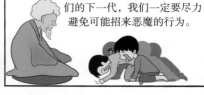

村民们听了智者的话，决心将自己的后代送出村子，并叮嘱他们：一定要纠正不良的饮食习惯和生活习惯，尽力躲避恶魔。

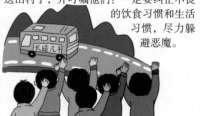

年轻的村民们离开了他们的家乡。后来，有些人依旧被恶魔追上了，也有些人安然度过了一生。

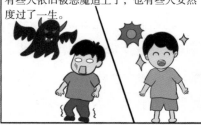

5.1 "烫"出来的肿瘤——食管癌

　　食管癌是在全世界范围内常见的恶性肿瘤，中国更是食管癌的发病大国。国家癌症中心发布的《2017年中国城市癌症数据报告》显示，无论发病率还是死亡率，食管癌都名列前茅。在中国，中小城市居民食管癌的发病率和死亡率均居第四位，大城市居民由于医疗水平较高、饮食习惯良好的原因，食管癌的发病率和死亡率相对较低，分别居第七位和第六位。食管癌更"青睐"男性同胞们，男性发病人数远远多于女性，死亡率也更高。

不同城市癌症发病率前 10 位

序号	小城市	中等城市	大城市
1	肺癌	肺癌	肺癌
2	胃癌	胃癌	大肠癌
3	肝癌	肝癌	乳腺癌
4	食管癌	食管癌	胃癌
5	大肠癌	大肠癌	肝癌
6	乳腺癌	乳腺癌	甲状腺癌
7	宫颈癌	甲状腺癌	食管癌
8	脑癌	宫颈癌	胰腺癌
9	白血病	胰腺癌	淋巴瘤
10	甲状腺癌	脑癌	肾癌

不同城市癌症死亡率前10位

序号	小城市	中等城市	大城市
1	肺癌	肺癌	肺癌
2	胃癌	胃癌	肝癌
3	肝癌	肝癌	胃癌
4	食管癌	食管癌	大肠癌
5	大肠癌	大肠癌	胰腺癌
6	脑癌	胰腺癌	食管癌
7	乳腺癌	乳腺癌	乳腺癌
8	胰腺癌	脑癌	淋巴瘤
9	白血病	白血病	白血病
10	淋巴癌	淋巴癌	胆囊癌

5.1.1　食管癌与不良习惯有关吗

学者们发现，某些不良饮食习惯和生活习惯是食管癌发生的重要原因。

1. 吃得太烫、太硬、太辣

"趁热吃""趁热喝"是我们经常听到的两句话，殊不知，这样的劝诫可不好！进食过烫食物是食管癌发生的重要原因，在中国、土耳其等国家，人们习惯吃热食，如经常喝65℃以上的水、咖啡、茶、汤等饮品，大大提升了患食管癌的风险。世界卫生组织国际癌症研究机构（IARC）已经将高于65℃的热饮列为2A类致癌物（对人很可能致癌）。

进食过烫食物为什么与食管癌的发生有关呢？我们的食管表面有一层很娇弱的黏膜，能耐受的最高温度在50～60℃，温度过高会让食管被"烫伤"。虽说身体会自己修复损伤，但经常进食这样的食物，食管黏膜会反复被烫伤，损伤一直得不到好转，就可能出现异常变化，最终可能发展为食管癌。我国北方冬季气温相对较低，人们常吃热食、热饮来御寒，这也可能是北方食管癌发病率较高的原因之一。所以医生们常说，食管癌是"烫"出来的肿瘤。

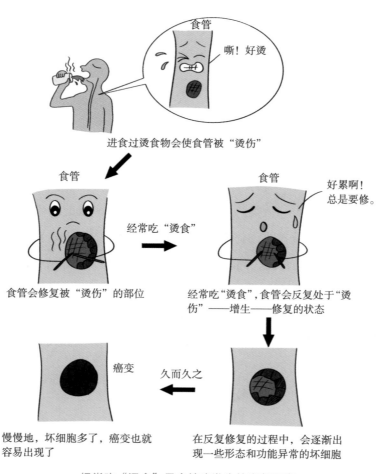

经常吃"烫食"是食管癌发生的高危因素

吃得太硬也不行。柔弱的黏膜除了怕"烫",还怕"硬"。如果经常吃坚硬、粗糙的食物,如煎炸食物、带骨鸡块、带刺鱼类,吃的时候狼吞虎咽,不仅影响消化吸收,还容易划伤黏膜,久而久之就容易诱发食管癌。

另外,长期吃得太辛辣、咀嚼槟榔或烟丝等也会对食管黏膜造成刺激,诱发食管癌。

2. 营养摄入不合理

饮食中如果缺乏优质蛋白质、维生素 A、维生素 B_2、维生素 C、锌、硼、镁这些保护性营养素,会大大增加患食管癌的风险。营养素少了不行,多了也不行。进食过多脂肪、维生素 B_{12}、胆固醇等也会增加患食管癌的风险。

3. 有害物质摄入太多

饮食中除了营养素,有时还会含有一些特殊的物质,长期大量地摄入这些物质,癌症容易"找上门",如亚硝酸盐。亚硝酸盐是食物中普遍存在的物质,蔬菜、肉类、蛋类等都有。日常情况下,少量的亚硝酸盐随食物进入身体后,很快就被排出体外,对身体影响较小。但是如果长期大量食用亚硝酸盐含量多的食物,同时缺乏维生素 C、维生素 E 等营养素的保护,大量亚硝酸盐在体内会合成具有强致癌性的亚硝胺,就有可能诱发胃癌、食管癌、肝癌等癌症。四川省盐亭县是食管癌高发地区,与当地居民爱吃含有大量亚硝酸盐的泡菜不无关系。除此之外,一次性摄入大量亚硝酸盐还会引起急性中毒。

那么,哪些食物的亚硝酸盐含量较多呢?

◆ **腌制蔬菜、肉类**。新鲜蔬菜、肉类的亚硝酸盐含量很少,硝酸盐含量较多。在腌制的过程中,细菌会使蔬菜、肉类中的硝酸盐转变为亚硝酸盐。

- ◆ **变质的食物**。未吃完的食物如果没有及时妥善储存，在一定的条件下（不同温度和湿度），细菌和酶就可以将食物中的硝酸盐转变成亚硝酸盐。
- ◆ **熟肉制品**。亚硝酸盐有一定的抑菌作用，并且能让肉类呈现诱人的红色，所以通常作为发色剂用在熟肉制品中，如腊肉、香肠、肉干等。

除了亚硝酸盐，霉变食物中也含有很多有毒、有害物质，这些有毒、有害物质也被发现与癌症的发生密切相关。

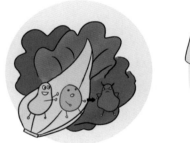

蔬菜在腌制或腐败变质的过程中，其亚硝酸盐含量逐渐增加

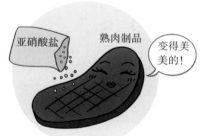

亚硝酸盐作为发色剂被添加到熟肉制品中

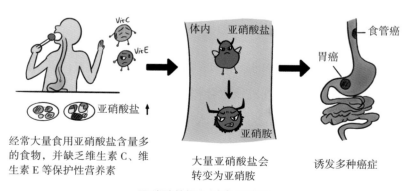

经常大量食用亚硝酸盐含量多的食物，并缺乏维生素 C、维生素 E 等保护性营养素

大量亚硝酸盐会转变为亚硝胺

诱发多种癌症

亚硝酸盐摄入过多易致癌

4. 烟酒不离手

烟酒不离手的人群注意了，有研究发现，吸烟人群患食管癌的风险是未吸烟人群的9倍。每天吸烟数量越多、烟龄越长的人，患食管癌的概率越大。饮酒也能增加食管癌风险，长期饮酒的人患食管癌的风险极高。爱好烟酒（烟酒不离手）的人比单纯吸烟或单纯饮酒的人更易发生食管癌。

5.1.2　能从饮食上预防食管癌吗

癌症虽然可怕，但是它的发生有迹可循。我们如果能尽量避开那些危险因素，就能很大程度上降低食管癌的发生。

1. 纠正不良习惯

饮食温度最好低于60℃，热饮放凉一点儿再喝，戒烟、戒酒，细嚼慢咽，不吃霉变食物，少吃腌制食物。这里要告诉大家一个小知识，腌制蔬菜，如泡菜，里面的亚硝酸盐含量会在腌制的第1天开始急剧增加，到第4～6天达到高峰，之后会慢慢下降，20天左右会降到较低水平。所以，喜爱吃泡菜的人可以选择泡了1～2天的"洗澡泡菜"，或者腌制20天以上的"老泡菜"，它们的亚硝酸盐含量相对较少。

2. 多摄入保护性营养素

大蒜中的大蒜素，茶中的茶多酚，猕猴桃中的维生素C，以及紫甘蓝、花椰菜等十字科植物中的有机硫化合物等都有阻断亚硝胺形成的作用，经常食用这些食物有助于防止亚硝胺对人体产生危害。

3. 营养均衡

平衡饮食可以让身体保持良好的状况，有助于抵御疾病。如果能保证饮食多样化，保证每天能摄入12种以上的肉类、蔬菜、水果、主食、奶类、蛋类，并且搭配合理、比例恰当，就能维持良好的营养状态。适当的活动量也必不可少，肥胖、消瘦都会带来各种健康问题。健康的体重不仅可以预防癌症的发生，还能减少脑卒中、冠心病、糖尿病、高血压、痛风等多种慢性疾病的发生。

4. 预防食物腐败变质和霉变

低温保存、存放时间不宜过长、保存环境干净、湿度适宜等措施都可以用来预防食物腐败变质和霉变。当食物已经出现腐败变质或霉变时，千万不能因为舍不得扔掉而选择吃掉，如果人长期大量吃这样的食物，久而久之会诱发癌症。

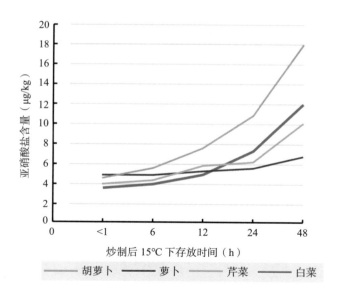

从上图可以看到，蔬菜炒制后，亚硝酸盐含量会随着存放时间的延长而逐渐增多。

5.2 "中国式"癌症——胃癌

胃癌是常见的恶性肿瘤，虽说近些年，随着卫生状况、饮食条件的改善，以及癌症早期筛查的普及，胃癌的发病率和死亡率有所下降，但仍居全球癌症发病率第五位、癌症死亡率第三位。据统计，胃癌病例多集中于东亚地区，而具有庞大人口的中国几乎"承包"了东亚地区胃癌病例数量的一半，每年约有67.9万人被确诊为胃癌，所以胃癌也被称为"中国式"癌症。在我国的中小城市，胃癌的发病率和死亡率高居第二位，大城市的发病率和死亡率分别居第四位、第三位。男性发病率远高于女性，几乎是女性的2~3倍。

不同城市癌症发病率前10位

序号	小城市	中等城市	大城市
1	肺癌	肺癌	肺癌
2	胃癌	胃癌	大肠癌
3	肝癌	肝癌	乳腺癌
4	食管癌	食管癌	胃癌
5	大肠癌	大肠癌	肝癌
6	乳腺癌	乳腺癌	甲状腺癌
7	宫颈癌	甲状腺癌	食管癌
8	脑癌	宫颈癌	胰腺癌
9	白血病	胰腺癌	淋巴瘤
10	甲状腺癌	脑癌	肾癌

不同城市癌症死亡率前 10 位

序号	小城市	中等城市	大城市
1	肺癌	肺癌	肺癌
2	胃癌	胃癌	肝癌
3	肝癌	肝癌	胃癌
4	食管癌	食管癌	大肠癌
5	大肠癌	大肠癌	胰腺癌
6	脑癌	胰腺癌	食管癌
7	乳腺癌	乳腺癌	乳腺癌
8	胰腺癌	脑癌	淋巴瘤
9	白血病	白血病	白血病
10	淋巴瘤	淋巴瘤	胆囊癌

5.2.1　什么样的饮食与胃癌有关

1. 吃得太咸

盐是日常饮食中最重要的调味品，有"百味之王"的美称。很多特色美食中也缺少不了盐，如泡菜、腌渍章鱼和腌制小鱼干等。虽说近年来我国一直推广"减盐"行动，人们的盐摄入量有所下降，但每天人均摄入量依旧有 9.3g。人们在烹调中经常还会用到豆瓣酱、酱油、甜面酱、味精、鸡精等其他含盐多的调味品，无疑更增加了盐分的摄入。如果进食太多的盐分，高浓度的盐分会不断刺激胃黏膜，破坏胃壁，给幽门螺杆菌提供感染的机会，诱发慢性胃炎、胃溃疡，长此以往就有可能出现胃癌。

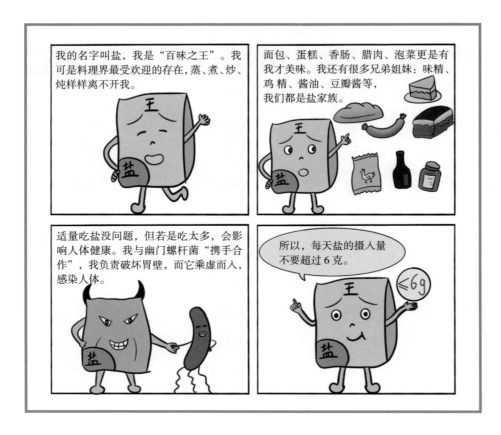

2. 腌制食物、熏烤食物和霉变食物吃太多

腌制食物和霉变食物中含有较多的亚硝酸盐，它是引发胃癌的重要因素。霉变食物中还含有一些霉菌毒素，也能够诱发胃癌、肝癌、食管癌等疾病。熏烤食物中还含有另一种致癌物——苯并［a］芘，能够诱发消化道器官、肺等多处的癌症。苯并［a］芘是在木柴不完全燃烧过程中产生的物质，主要存在于木柴产生的烟雾中。烟雾看起来缥缈如同"仙境"，但会附着在食物上给人体带来危害。同时，食物中的蛋白质、脂肪、碳水化合物等成分在高温条件下也会产生苯并［a］芘，更增加了苯并［a］芘的含量。

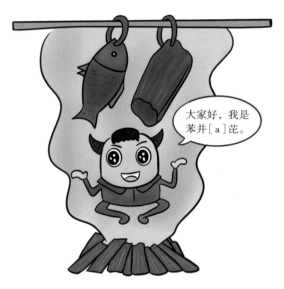

熏烤食物中含有致癌物——苯并 [a] 芘

5.2.2 如何从饮食上预防胃癌

1. 低盐饮食

前面提到，高盐饮食与胃癌的发生有很大关系，所以低盐饮食更健康。中国营养学会推荐，人每天的盐摄入量不超过6g，相当于一个啤酒瓶盖大小。用这么少的盐来做菜，口味会不会大打折扣？营养师悄悄告诉你，一些简单的烹调小窍门可以让低盐饮食变得很美味：

◆ 少糖、多醋、多香料（糖会减轻咸味，醋会增加咸味）。

◆ 多用柠檬、西红柿、洋葱、芹菜、茴香、韭菜等自带特殊香气的食材（别有一番滋味）。

◆ 用白灼或清蒸+蘸料的方式代替重口味的爆炒（少盐还少油）。

◆ 食材切小块，起锅时再放盐（更易入味）。

除了"看得见"的盐，日常生活中还有很多"隐形盐"。有些食物中也含有盐，要少吃，包括酱油、味精、鸡精、豆瓣酱、甜面酱等调味品和蜜饯、果脯等零食，以及牛肉干、鱼干、肉脯、方便面等加工食品。

"看得见"和"看不见"的盐

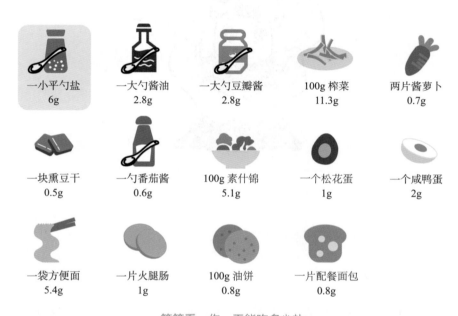

算算看，你一天能吃多少盐

2. 少吃腌制食物、熏烤食物、煎炸食物、霉变食物

腌制食物中的亚硝酸盐、熏烤食物中的苯并 [a] 芘、霉变食物中的霉菌毒素都容易诱发胃癌，所以要少吃。另外，食物在高温烹调的过程中，尤其是高温煎炸、烧烤时，其水分会迅速丧失，产生一种新物质——杂环胺。这种物质有很强的致癌性，能够导致肝癌、胃癌、乳腺癌、皮肤癌、口腔癌等多种癌症。煎炸、烧烤蛋白质含量丰富的鱼和肉更容易产生这种物质。

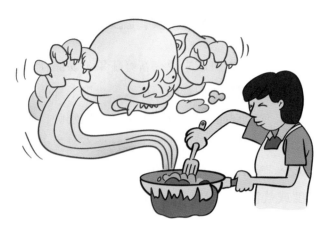

食物在高温煎炸、烧烤的过程中很容易产生杂环胺

3. 多吃新鲜蔬菜及水果

新鲜的蔬菜、水果中有很多营养素，科学家们逐渐发现某些营养素能够提高人体的免疫力，有预防癌症、预防心血管疾病、抗衰老、保护皮肤等作用，它们被称为植物化学物。目前，自然界中存在6万～10万种植物化学物。蔬菜、水果正因为这些植物化学物的存在而五彩缤纷，如紫色的蔬菜、水果中一般含花青素较多，橘色的蔬菜、水果中一般含胡萝卜素较多。为了最大限度地获得这些植物化学物的保护，不妨各种颜色的蔬菜、水果都吃一点儿，种类越多越好。

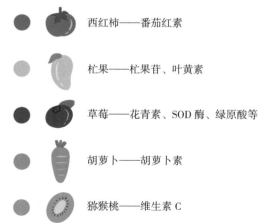

西红柿——番茄红素

杧果——杧果苷、叶黄素

草莓——花青素、SOD 酶、绿原酸等

胡萝卜——胡萝卜素

猕猴桃——维生素 C

银耳——银耳多糖

不同颜色的蔬果所含的植物化学物各不相同

☕ 流言大剖析——新鲜蔬果懒得买，蔬果干也能保健康

对于很多工作繁忙的上班族来说，新鲜蔬果不易储存，而各类蔬果干既好吃，又便于存储，更受他们青睐。那么，蔬果干真的和新鲜蔬果一样吗？营养师告诉你，这两者的营养价值可是天差地别呢！新鲜蔬果经过日晒、烘烤、脱水等过程后才能变成蔬果干，在这个过程中，蔬果中的营养素含量会逐步减少。为了延长蔬果干的保存期限，厂商有时候还会加糖或盐，提高糖浓度或盐浓度，以抑制细菌繁殖，这种做法被称为糖渍、盐渍。这样一来，在高浓度的糖分或盐分的作用下，很多蔬果中的营养素的"生存环境"被进一步破坏，含量进一步减少。另外，过多的糖分摄入会引起肥胖、龋齿等问题，过多的盐分摄入会刺激胃壁。所以，为了健康，还是吃新鲜蔬果最好。

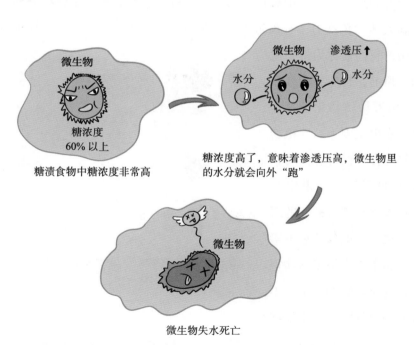

糖渍食物中糖浓度非常高

糖浓度高了，意味着渗透压高，微生物里的水分就会向外"跑"

微生物失水死亡

糖渍食物是通过提高食品渗透压来达到抑菌目的的，糖分含量非常高

5.3 早发现早治疗——大肠癌

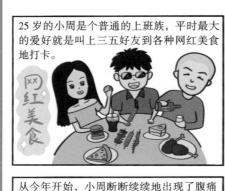

25 岁的小周是个普通的上班族，平时最大的爱好就是叫上三五好友到各种网红美食地打卡。

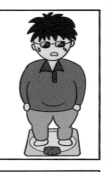

中餐、西餐、烧烤、甜食他都来者不拒，而且他是"肉食动物"，不喜欢蔬菜和水果。所以这些年小周的体重"噌噌噌"地涨，他身高 1 米 7，体重已经达到 85kg。

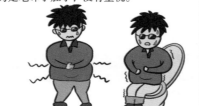

从今年开始，小周断断续续地出现了腹痛的症状，偶尔也有拉肚子的情况。小周以为是吃坏了肚子，没有重视。

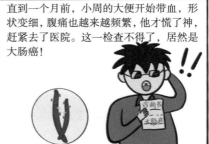

直到一个月前，小周的大便开始带血，形状变细，腹痛也越来越频繁，他才慌了神，赶紧去了医院。这一检查不得了，居然是大肠癌！

　　大肠癌包括结肠癌与直肠癌，是常见的恶性肿瘤，北美洲、大洋洲等地区发病率最高，欧洲居中，亚洲、非洲等地区较低。我国大肠癌的发病率虽然不高，但近年来正以每年 5% 的速度攀升，每年新增结肠癌与直肠癌患者达 30 万 ~ 40 万人。上海等沿海大城市的发病率更是逐步接近西方发达国家的水平。

不同城市癌症发病率前10位

序号	小城市	中等城市	大城市
1	肺癌	肺癌	肺癌
2	胃癌	胃癌	大肠癌
3	肝癌	肝癌	乳腺癌
4	食管癌	食管癌	胃癌
5	大肠癌	大肠癌	肝癌
6	乳腺癌	乳腺癌	甲状腺癌
7	宫颈癌	甲状腺癌	食管癌
8	脑癌	宫颈癌	胰腺癌
9	白血病	胰腺癌	淋巴瘤
10	甲状腺癌	脑癌	肾癌

不同城市癌症死亡率前10位

序号	小城市	中等城市	大城市
1	肺癌	肺癌	肺癌
2	胃癌	胃癌	肝癌
3	肝癌	肝癌	胃癌
4	食管癌	食管癌	大肠癌
5	大肠癌	大肠癌	胰腺癌
6	脑癌	胰腺癌	食管癌
7	乳腺癌	乳腺癌	乳腺癌
8	胰腺癌	脑癌	淋巴瘤
9	白血病	白血病	白血病
10	淋巴瘤	淋巴瘤	胆囊癌

5.3.1 "拖"出来的癌症

《中国大肠癌流行病学及其预防和筛查白皮书》指出，大肠癌的治疗关键在于"三早"——早发现、早诊断、早治疗。如果在癌症早期就能够筛查出来，及时治疗，效果会更好；但如果到了癌症晚期，治疗效果会大打折扣。遗憾的是，我国大肠癌早期诊疗的比例很低，60%～70% 的大肠癌患者被确诊时已是晚期。

这是为什么呢？这可能与大肠癌的症状有关。早期的大肠癌非常"低调"，症状不明显，仅偶尔有腹痛、便秘、腹泻等问题，甚至根本没有任何症状。大肠癌容易与其他消化道疾病混淆，如痔疮、胃肠炎等。就像案例中的小周，他在出现早期症状时并没有重视，一直拖着，当出现明显症状再去就医时，已经错过了最佳治疗时机。

另外，人们惧怕肠镜检查也是影响早期诊疗的因素之一。作为常用的辅助诊断手段，肠镜检查能够及早发现肠道的"不对劲"。但肠道检查一般

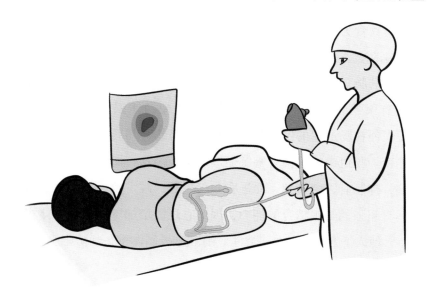

肠镜检查是从肛门处伸一根细细长长的管子进入肠道

都会要求被检查者提前做肠道准备，喝药、导泻、禁食等过程烦琐；再加上要把细细长长的管子从肛门处伸进去，很多人觉得害怕，不愿意做肠镜检查，因此耽误了诊疗时机。在此建议，高风险人群应定期做肠镜检查，争取早发现、早治疗。

5.3.2 什么因素与大肠癌有关

1. 高脂肪、高能量、低纤维饮食

大量的研究发现，大肠癌的发病率与饮食结构密切相关。发达国家的饮食结构以高脂肪、高能量的肉类食物为主，蔬菜、水果较少，而发展中国家的饮食结构以谷类为主，蔬菜、水果多，肉类少，所以发达国家大肠癌的发病率高于发展中国家。但在我国，随着居民经济水平的提高，餐桌上的肉类越来越多，蔬菜、水果、谷物变少，居民的饮食结构发生了改变，使我国一些大城市的大肠癌发病率越来越接近发达国家。

高脂肪饮食为什么会与大肠癌的发生有关系呢？有学者认为，高脂肪饮食是通过改变肠道菌群，直接或间接地影响大肠癌的发生与发展的。

饮食中的膳食纤维也有重要作用——不是诱发肿瘤，而是预防癌变。膳食纤维有很强的吸水性，能够使肠道中粪便的体积增加，刺激肠道蠕动，缩短粪便在肠道内的停留时间，减少有害物质与肠道接触的时间，从而预防癌变。肠道中的某些有害菌能够产生致癌物，而膳食纤维能够调节肠道菌群，抑制有害菌繁殖，促进有益菌生长，减少致癌物产生。由于膳食纤维具有超强的与水结合的能力，因此它还能增加胃里食物的体积，增强饱腹感，使人下意识地减少进食量，有利于控制体重，预防肥胖。

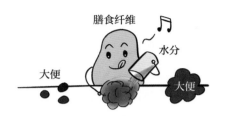

膳食纤维能吸收水分,增加大便量

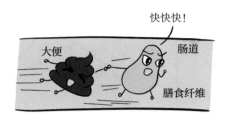

膳食纤维会帮助大便迅速通过肠道,
减少有害物质与肠道接触的时间

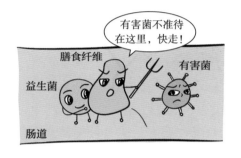

膳食纤维能促进有益菌生长,抑制
有害菌繁殖,使致癌物减少

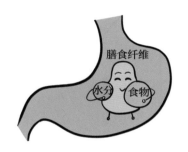

膳食纤维具有超强的与水结合的能
力,能增加胃里食物的体积,增强
饱腹感,有利于减少进食量

膳食纤维在维持肠道健康方面作用很大

2. 不良生活习惯

久坐不动、活动量少是现代人的通病。活动量少代表着每天消耗的能量少,这样会使吃进去的能量远远超过消耗的能量,多余的能量就会变成脂肪储存在体内,久而久之,体重就会逐渐朝超重、肥胖的方向发展。如案例中的小周,他的体重已经超过正常范围。肥胖不仅会增加大肠癌的发病风险,还可能带来脑卒中、糖尿病、高血压、冠心病等问题。

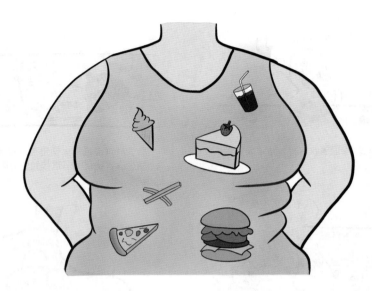

大部分的肥胖都是由食物"堆积"出来的

5.3.3　如何从饮食上预防大肠癌

◆ 以谷类为主，肉类适量。

◆ 多吃富含膳食纤维的新鲜蔬菜和水果。

◆ 少吃腌制、熏烤、煎炸、烧烤食物。

◆ 少吃多动，保持正常体重。

第 六 章　Chapter 6

肠道代表我的心

　　我们的"身"和"心"紧紧相连，所思所想都会反映到消化道功能上。比如，悲伤时会出现厌食、恶心、呕吐等消化道不适，高兴时可能会胃口大开。所以，有时候消化道出现不适不一定是消化道"病了"，也有可能是"心"出现了问题。这时候，除了要积极配合医生进行心理治疗，还要选择合适的食物，只有这样，才能帮助身体更快地恢复健康。

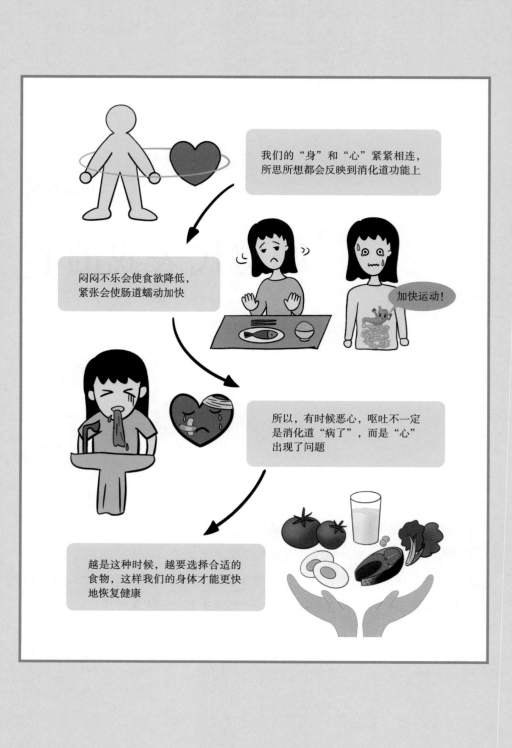

6.1　肠易激综合征

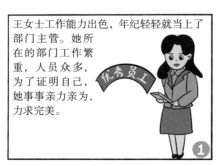

王女士工作能力出色，年纪轻轻就当上了部门主管。她所在的部门工作繁重，人员众多，为了证明自己，她事事亲力亲为，力求完美。

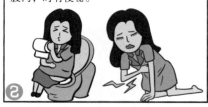

繁重的工作给她带来了健康问题。从几年前开始，王女士经常出现腹痛症状，时有腹泻，时有便秘。

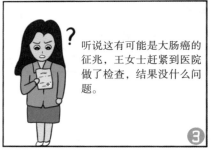

听说这有可能是大肠癌的征兆，王女士赶紧到医院做了检查，结果没什么问题。

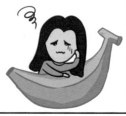

王女士并没有因此放下心来，反而精神更加紧张。她天天都想着这件事，总觉得是身体出了问题却没有查出来。这严重地影响了她的工作和生活。

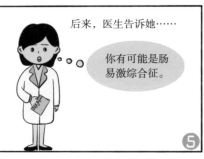

后来，医生告诉她……

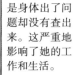

你有可能是肠易激综合征。

6.1.1　肠易激综合征是什么

肠易激综合征是一种常见的疾病，在欧美国家，发病率为10%～20%，在中国，发病率为5%～10%，以中青年居多，老年人少见，女性多于男性。它其实是一种功能性疾病，而且是最常见的一种。患者多有与消化道相关的各种不适，但没有特征性症状，也没有肿瘤、溃疡、糜烂、炎症等器质性问题。这种疾病其实与心理有很大的关系，患者一般同时存在焦虑、失眠、抑郁、精神紧张等情况。

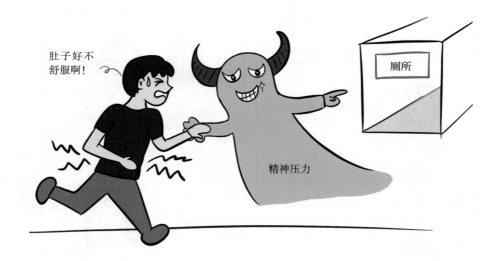

6.1.2　肠易激综合征有什么症状

◆ 腹痛，大多在解便或放屁后就会好转。

◆ 腹泻与便秘交替出现。

◆ 肠道胀气明显，里急后重，部分患者可能有消化不良的情况。

◆ 大部分患者有失眠、焦虑、抑郁、精神不济、头晕等症状。

◆ 症状反复出现，可长达数年或数十年。

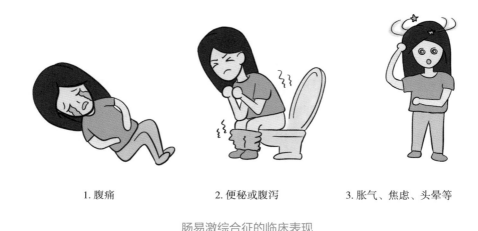

1. 腹痛　　　　　　　2. 便秘或腹泻　　　　　3. 胀气、焦虑、头晕等

肠易激综合征的临床表现

6.1.3　肠易激综合征患者的注意事项

心理疏导很重要。心理因素对该疾病的影响很大，无论是医生、营养师还是家属，都要努力化解肠易激综合征患者的焦虑、紧张等负面情绪，帮助他们建立良好的生活习惯。症状严重且顽固的肠易激综合征患者可尝试心理治疗。如果肠易激综合征患者害怕进食，医生、营养师或家属可以为他们详细解释疾病的性质，减少他们的疑虑，鼓励他们从少量进食开始，逐步增加进食量。

入口食物要限制。调查发现，某些饮食可诱发或加重肠易激综合征患者的症状，很多肠易激综合征患者在控制某些食物后症状得到明显缓解，如冷食、生食、辛辣刺激食物等，所以肠易激综合征患者应尽量避免食用这些食物，减少对肠道的刺激。

知识小链接——低FODMAP饮食

FODMAP是一类消化道难以吸收消化、可发酵的低聚糖、单糖、双糖等短链碳水化合物的简称。低FODMAP饮食是指日常生活中尽量选择FODMAP含量低的食物食用。低FODMAP饮食最早由Gilson等人提出，用于缓解克罗恩病患者的症状。后来，学者们发现这种饮食可能对肠易激综合征患者也有帮助，所以很多国家逐步将它应用于肠易激综合征患者身上。但我国这方面的研究较少，这种饮食对我国居民的影响尚不明确。

1. FODMAP含量标准

由于不同种属、产地、气候、烹调方法等都可能会对FODMAP含量有所影响，因此对于食物中FODMAP的具体含量，各个国家并没有统一的定量标准，目前普遍的标准如下表所示。

食物	高FODMAP	低FODMAP
谷类	大麦、小麦、黑麦及制品等	稻米、燕麦、小米、高粱、木薯粉等
奶类	牛奶、山羊奶、冰激凌、酸奶、生奶酪	无乳糖牛奶和酸奶、燕麦奶、米浆、硬质干酪、软质乳酪
豆类	鹰嘴豆、扁豆、黄豆、豆浆	无
蔬菜	芦笋、西蓝花、卷心菜、大蒜、韭菜、秋葵、洋葱、大葱、青椒、蘑菇、玉米等	土豆、西红柿、山药、黄瓜等
水果	苹果、杧果、梨、樱桃、荔枝、桃、李子、西瓜、枣、杏、石榴等	香蕉、蓝莓、哈密瓜、蔓越莓、榴梿、葡萄、柚子、猕猴桃、橙子、柠檬、百香果、木瓜、草莓等
其他	坚果（开心果、杏仁等）、玉米糖浆、果糖、山梨醇、麦芽糖醇、木糖醇、蜂蜜等	牛肉、羊肉、猪肉、鸡肉、鱼虾、鸡蛋等

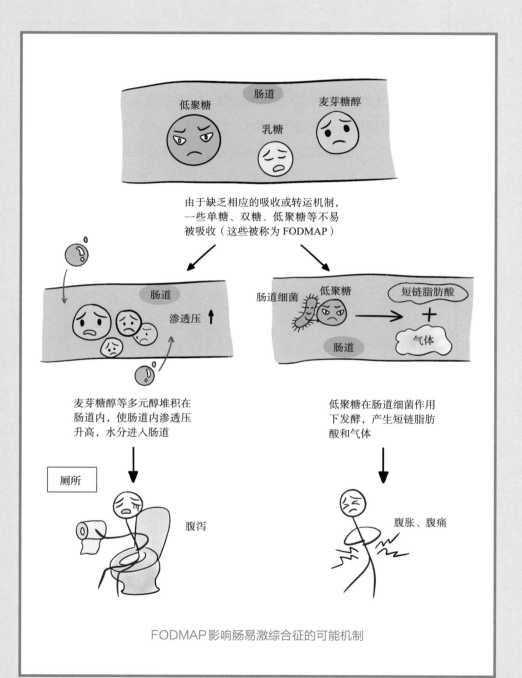

FODMAP影响肠易激综合征的可能机制

2. 如何实行低FODMAP饮食

　　需要根据肠易激综合征患者的个人情况而定。总的原则是用低FODMAP食物代替高FODMAP食物。由于很多高FODMAP食物也是非常健康的，因此通常在执行过程中，先让患者尽量食用低FODMAP食物，以缓解其腹痛和腹泻的症状。待症状好转后，再逐步添加高FODMAP食物，从少量、单一的品种开始，若患者未出现不适，就可以增加食用量，并慢慢引入其他种类。如果添加新食物之后出现了不适，那说明患者可能对这种食物不耐受，以后就尽量避免食用。最终确定哪些食物能吃，哪些食物不能吃。

6.2　进食障碍

　　不同的文化背景、环境和风俗习惯导致人们有着不同的进食习惯，只要进食行为是健康的，身体就可以维持良好的状态。但是，内心对身体的影响远远比我们想象的要大，它不仅会让我们的消化道产生不适，还会直接影响进食行为，进一步影响健康。这种异常的进食行为称为进食障碍。

6.2.1　进食障碍的常见类型

1. 神经性厌食

　　神经性厌食多发生于13～20岁的青少年，90%以上为女性。该病的发病率为1%～4%，但事实上很多人不了解此病，或否认症状，所以很可能实际发病率远远不止这些。神经性厌食患者一般崇尚以瘦为美，有意节制饮食，导致体重明显低于正常标准，从而出现营养不良、电解质紊乱、内分泌紊乱、停经（女性）、骨质疏松等问题，严重者甚至危及生命。部分患者偶尔会有暴食行为，但会在暴食之后采取过度运动、服泻药、自我催吐等方法避免体重增加。

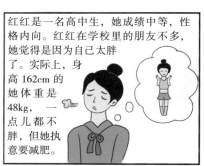

红红是一名高中生，她成绩中等，性格内向。红红在学校里的朋友不多，她觉得是因为自己太胖了。实际上，身高 162cm 的她体重是 48kg，一点儿都不胖，但她执意要减肥。

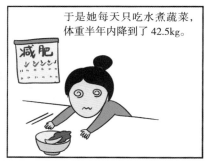

于是她每天只吃水煮蔬菜，体重半年内降到了 42.5kg。

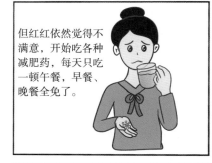

但红红依然觉得不满意，开始吃各种减肥药，每天只吃一顿午餐，早餐、晚餐全免了。

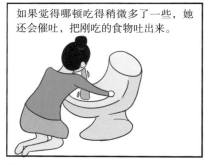

如果觉得哪顿吃得稍微多了一些，她还会催吐，把刚吃的食物吐出来。

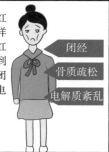

家人都劝她，可红红完全不听。这样折腾了 3 个月，红红的体重已经降到了 34kg，出现了闭经、骨质疏松、电解质紊乱等问题。

闭经
骨质疏松
电解质紊乱

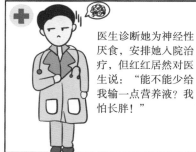

医生诊断她为神经性厌食，安排她入院治疗，但红红居然对医生说："能不能少给我输一点营养液？我怕长胖！"

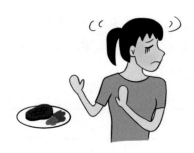

又变胖了……

体重显著低于正常标准，
但仍强烈害怕变胖

强烈拒绝进食

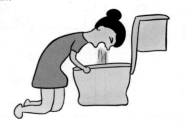

有些患者还会通过自我催吐、
滥用泻药等行为阻止体重增长

神经性厌食的典型症状

2. 神经性贪食

　　与神经性厌食患者"不愿吃"相反，神经性贪食患者往往"吃太多"。他们通常控制不了自己的进食欲望，就像对食物上瘾一样，总是不停地吃，进食量比其他人大得多。吃了很多食物之后他们通常又会后悔，担心发胖，从而采取各种方法来抵消食物的"发胖"作用，如自我催吐、滥用泻药、过度运动等。与神经性厌食患者不同的是，神经性贪食患者的体重通常正常，甚至超重。他们常偷偷进行催吐、吃药等行为，所以周围的人很可能不会发现异常。神经性贪食同样多发生于青少年女性，大部分是由神经性厌食发展而来的，或者两者交替出现。暴食和不恰当的代偿行为长时间反复出现，会造成电解质紊乱、消化道功能损伤等问题。

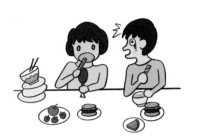
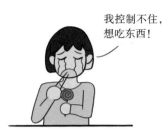

固定时间内进食量比其他人多

发作时感到不能停止进食或
不能控制进食的品种和数量

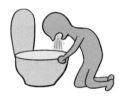
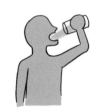

反复自我催吐、滥用泻药、过度锻炼，
通过不恰当的代偿行为预防体重增加
（暴食和不恰当的代偿行为在 3 个月内平均每周至少 1 次）

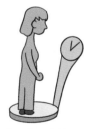

神经性贪食患者通常体重正常或超重

神经性贪食的典型症状

6.2.2　进食障碍患者的注意事项

以精神行为治疗为主。进食障碍的根源是心理问题，所以最重要的是理解进食障碍患者，鼓励他们，而不是抱怨和谩骂。家人和朋友要逐步纠正他们对食物的态度和对体重、体形的错误观念，帮助他们树立正确的饮食观，养成良好的进食习惯。

平衡饮食，循序渐进。进食障碍患者通常会有不同程度的营养素缺乏，胃肠功能也有一定的损伤。所以不要操之过急，进食要循序渐进，以进食障碍患者能够接受并坚持为准，以免他们出现抵触情绪。不同类型的进食障碍患者，其饮食侧重点也是不同的。

神经性厌食：这类患者长期未能正常进食，胃肠功能通常较弱，所以刚开始时应以清淡、易消化的食物为主，可以选择易消化、易吸收的米面类，搭配高蛋白质的肉类、鱼类、奶类、蛋类及富含维生素、无机盐的蔬菜和水果。食物应量少质高，尽量以较少的进食量获得较多的营养。如果每餐不能进食足够的食物，可以增加餐次，这样全天的食物摄入量也能达到目标。建议可以配合使用特医食品，这种食品既易消化吸收，营养密度又高，可作为营养补充。对于严重营养不良、又完全不愿进食的神经性厌食患者，建议为其安置鼻胃管补充营养。需要注意的是，极低体重、长期没有进食的神经性厌食患者有发生再喂养综合征的风险，所以进食量应循序渐进、逐步增加。

神经性贪食：这类患者的饮食重点在于控制进食量，所以应尽量给予其饱腹感强、能量低的食物，如膳食纤维含量丰富的粗粮类和含适量脂肪的奶类、蛋类等。

坚持很重要。进食障碍很容易反复，患者的恢复不是一蹴而就的，需要长期坚持才能看到效果。

需要精心呵护的时刻——消化道手术后

　　手术是个大工程，越复杂的手术对消化道的影响越大。所以，消化道手术后需要精心呵护。如果恢复得不好，正常的生命活动都会受到影响。而恰当的饮食能够帮助消化道更快地恢复。

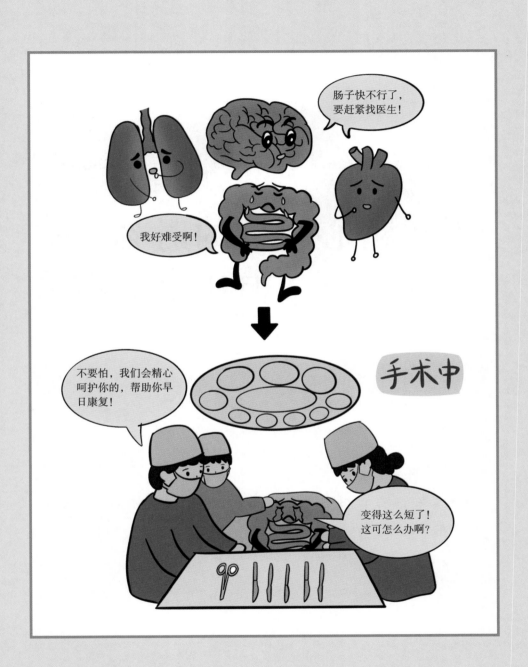

7.1　胃大部切除术

胃像个口袋一样，主要的作用是储存、研磨和输送食物。在一些严重或紧急情况下（如急性胃溃疡穿孔、胃癌等），医生会把胃切掉一部分。"口袋"缩小了，患者的身体会发生很多变化。

7.1.1　胃大部切除术后患者身体可能会出现哪些问题

1. 倾倒综合征

倾倒综合征是指患者在手术后容易产生恶心、呕吐、腹痛和腹泻等消化道不适，还会有头晕、乏力、面色苍白、心悸等低血压症状。这是因为在正常情况下，食物分批次、缓慢地进入肠道，肠道负担小。但是在胃大部切除术后，容纳食物的"口袋"变小了，胃和十二指肠之间的"大门"——幽门失去了限流的能力，大量渗透压高的食物迅速进入肠道。肠道渗透压升高，就会导致大量水分进入肠道，出现肠蠕动增加、腹泻、腹痛等问题；而水分跑到肠道内，血容量就下降了，会出现头晕、血压降低、乏力等问题。另外，大量食物进入肠道，刺激胰岛素大量分泌，还容易引发反应性低血糖。

倾倒综合征一般多见于手术后第 1~3 周，进食 10~20 分钟后发作，持续 15~60 分钟后慢慢好转。

2. 贫血

胃虽说不是营养素吸收的主要部位，但是某些营养素的吸收离不开它的参与，如铁和维生素 B_{12}。这两种营养素必须在胃分泌的胃酸和内因子的

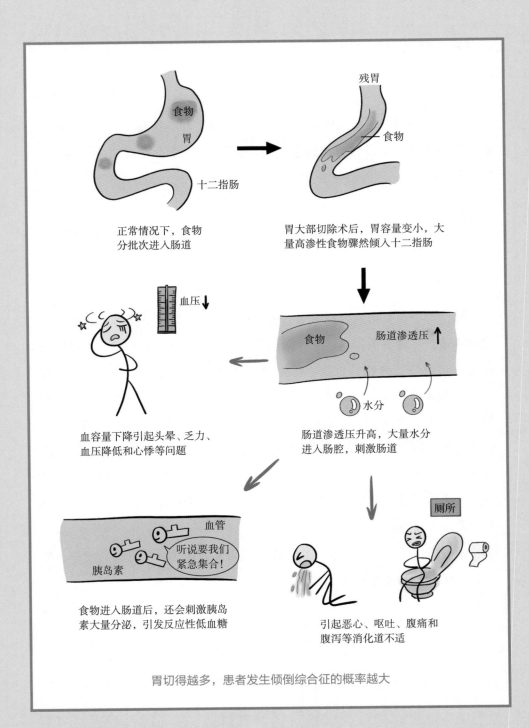

正常情况下，食物
分批次进入肠道

胃大部切除术后，胃容量变小，大
量高渗性食物骤然倾入十二指肠

血容量下降引起头晕、乏力、
血压降低和心悸等问题

肠道渗透压升高，大量水分
进入肠腔，刺激肠道

食物进入肠道后，还会刺激胰岛
素大量分泌，引发反应性低血糖

引起恶心、呕吐、腹痛和
腹泻等消化道不适

胃切得越多，患者发生倾倒综合征的概率越大帮助下才能被人体顺利吸收。当胃被切除了大部分之后，胃酸和内因子分泌减少，铁和维生素 B_{12} 的吸收自然受到影响，再加上术中及术后的失血，患者容易出现缺铁性贫血和巨幼红细胞性贫血。

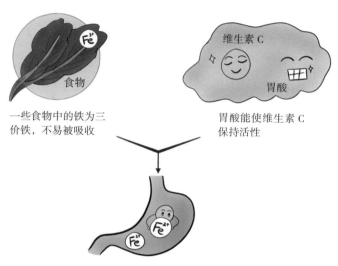

一些食物中的铁为三价铁，不易被吸收

胃酸能使维生素 C 保持活性

维生素 C 将三价铁变为二价铁，便于吸收

正常情况下胃酸会促进铁吸收

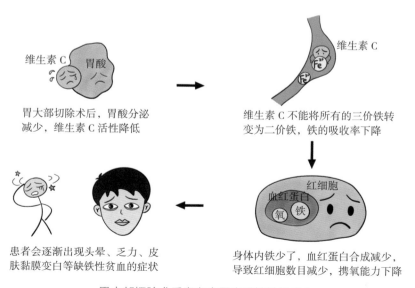

胃大部切除术后，胃酸分泌减少，维生素 C 活性降低

维生素 C 不能将所有的三价铁转变为二价铁，铁的吸收率下降

患者会逐渐出现头晕、乏力、皮肤黏膜变白等缺铁性贫血的症状

身体内铁少了，血红蛋白合成减少，导致红细胞数目减少，携氧能力下降

胃大部切除术后患者容易出现缺铁性贫血

正常情况下

胃壁细胞

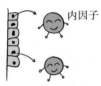
内因子

胃壁细胞会分泌一种
叫作内因子的糖蛋白

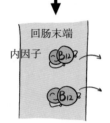
回肠末端

内因子

维生素 B_{12} 必须与内因子结合，
才能顺利到达回肠末端被吸收

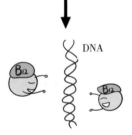
DNA

维生素 B_{12} 会参与 DNA 合成

正常红细胞

维持红细胞正常形态和功能

胃大部切除术后

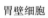
胃壁细胞

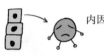
内因子

胃大部切除术后，胃壁细胞
分泌的内因子减少

回肠末端

内因子

内因子少了，吸收的
维生素 B_{12} 也减少

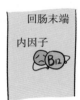
DNA

维生素 B_{12} 缺乏会使 DNA
合成受到影响

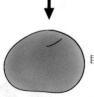
巨幼红细胞

健康红细胞会变成巨幼红细胞，在骨髓中
过早死亡，造成全血细胞减少，引起贫血

胃大部切除术后，患者容易缺乏维生素 B_{12}，进而出现巨幼红细胞性贫血

3. 营养不良

患者身体经历了手术，要想更好、更快地恢复健康，就需要补充更多的营养物质。但是手术后胃变小了，自然也就容纳不了很多食物，再加上恶心、呕吐、食欲减退、腹胀等问题也极大地影响了患者的进食量，因此，胃大部切除术后患者很容易出现营养不良。营养不良不仅会影响患者的伤口愈合，还会增加并发症风险，延长患者的住院时间，增加患者的住院费用。

7.1.2 胃大部切除术后患者该怎么吃

胃大部切除术后，饮食上建议采取"循序渐进、少食多餐"的原则。最好多次给予患者体积小、易消化的食物，这样既能尽量避免其消化道的不适，又能保证其摄入足够的营养素，促进身体康复。

1. 饮食建议

第一阶段：流质饮食。在手术后，患者的胃功能正在努力恢复，刚恢复饮食时应选择易消化的流质食物，如鱼汤、米汤、面汤、蛋花汤等，以减轻胃的负担，为第二阶段的饮食做好准备。但是这个时候容易发生倾倒综合征，所以应少食多餐，避免太多食物一次性进入肠道。每天可吃6餐，每餐从30～40mL开始，逐步增加到每餐150～200mL。另外，尽量不放糖或不吃含糖多的食物，避免刺激胰岛素大量分泌，引起反应性低血糖。

第二阶段：半流质饮食。如果患者适应性良好，进食流质食物后没有不适反应，就可以进入第二阶段——半流质饮食。这时就可以选用一些半固体半液体、易消化的食物，如米粥、面包、面条、馒头、蛋羹、鱼丸、豆腐、果泥、菜泥等。注意，蔬菜应尽量选择含膳食纤维少的，如去皮茄子、胡萝卜、瓜菜类等，以利于消化吸收。依然建议每天进食6餐，少食多餐。

第三阶段：软食。等患者病情逐步恢复后就可以进入第三阶段——软食。这时的饮食已经开始逐步贴近正常饮食。只是在正常饮食的基础上，将食物做得细软、小块一些，不用辛辣、刺激的调味品，少喝含糖饮料即可。患者仍需要少食多餐，确保全天营养充足。

2. 饮食注意事项

预防倾倒综合征。除了通过少食多餐来预防倾倒综合征，还需要注意干稀分食。糊状或固体食物进入肠道的速度较稀的食物更慢，所以要"先干后稀"，汤、饮料（不含糖）最好在进餐后30分钟再饮用。另外，餐后半小时以内是倾倒综合征发生的高峰时间，患者最好餐后卧床休息半小时，一方面平卧的姿势会让食物更慢地到达肠道，另一方面也可以避免头晕引发的跌倒等风险。

食物摄入要充足。足够的营养会帮助患者身体更快地恢复，所以无论在哪个阶段，营养都特别重要。如果患者因为恶心、呕吐、食欲差等原因不能进食足够的食物，至少要通过补充特医食品来保证营养。必要时早期可安置鼻空肠营养管，由专业的营养师为患者进行营养支持。

知识小链接——特殊医学用途配方食品

特殊医学用途配方食品是为无法进食、消化吸收有障碍、进食有限制、代谢紊乱等特定疾病情况下的患者专门加工、配制而成的食品，以往也被称为肠内营养制剂。它具有体积小、营养价值高和易消化吸收等特点，能够满足特定疾病情况下患者的需求。它既可以单独食用，又可以和其他食物配合食用。但是这类食品必须在医生或营养师的指导下按需服用。

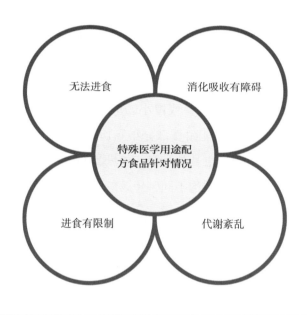

7.2 小肠切除术

小肠是营养素吸收的主要场所，所以切除小肠后对患者身体的影响很大，很多患者会出现腹泻、体重减轻、代谢紊乱、营养不良等问题，其严重程度与手术切除的部位、长度、残留部位的功能状态等有很大的关系。

7.2.1　肠道缩短后对身体有什么影响

1. 肠道吸收面积大大减少

小肠的切除范围越大,吸收面积越少。残留下来的肠道承担了为身体提供营养的重任。但是,残留小肠的工作能力毕竟是有限的,如果残留小肠的长度太短,无法满足患者的营养需要,患者就容易出现严重腹泻、脱水、吸收代谢障碍、进行性营养不良等问题。这一系列表现被称为短肠综合征,甚至会危及患者的生命安全。所以,残留小肠的长度是影响肠道代谢功能的最关键的因素。目前认为,残留小肠应有100cm,或者至少1cm/kg,并且保留完整结肠,这样才能耐受部分小肠切除而不发生临床症状。如果没有保留结肠,就需要保留更长的小肠,长度为110~150cm。

手术方法和术后的解剖结构不同,短肠综合征的预后也不相同。

- Ⅰ型(1a)残留小肠最短,所以病情最严重,患者普遍存在腹泻、脱水、维生素和无机盐缺乏等症状,可能需要长期静脉营养支持。
- Ⅱ型(1b、1c)的预后比Ⅰ型相对好些,但由于缺乏回盲瓣,患者仍然会出现渐进性营养不良。
- Ⅲ型(1d、1e)由于保留了回盲瓣,患者通常预后较好。因为回盲瓣可以延缓小肠运输,刺激小肠黏膜增生,促进水和电解质吸收。

残留小肠长度太短的患者也不用太担心,随着临床营养支持技术的进步及对该病病理、生理和代偿机制研究的深入,通过纠正水、电解质失衡,维持内环境稳定,肠外肠内营养支持,预防和治疗并发症等一系列综合治疗手段,短肠综合征的病死率已大大下降,很多患者已能长期存活,甚至可以恢复正常饮食。

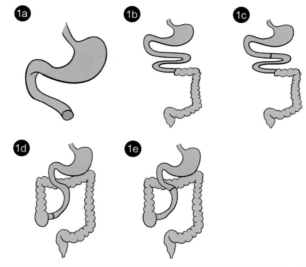

Ⅰ型		1a	空肠造口型
Ⅱ型	Ⅱ-A	1b	小肠结肠吻合型（空肠为主）
	Ⅱ-B	1c	小肠结肠吻合型（回肠为主）
Ⅲ型	Ⅲ-A	1d	小肠小肠吻合型（空肠为主）
	Ⅲ-B	1e	小肠小肠吻合型（回肠为主）

短肠综合征分型

2. 营养素吸收障碍

不同的营养素在肠道内的吸收部位是不同的，所以切除部位可直接影响某些营养素。

小肠切除部位对营养素吸收的影响

小肠切除部位	受影响的营养素
十二指肠	铁、叶酸、钙
空肠、回肠	蛋白质、糖、铁、B族维生素和维生素C等水溶性维生素、微量元素、电解质
回肠远端	维生素A、维生素D、维生素E等脂溶性维生素
结肠	水、电解质

可见，在小肠切除术后，身体对糖、蛋白质、脂肪、维生素、无机盐的吸收均出现不同程度的损失，可造成严重腹泻、脱水、电解质紊乱等，逐渐出现体重下降、低蛋白血症、贫血等营养不良问题。

回肠作为吸收胆盐及维生素 B_{12} 的特定场所，其被切除还会大大影响这两种物质的代谢。胆盐是胆汁中的重要成分，最主要的功能是参与脂肪的消化吸收，促进维生素 A、维生素 D、维生素 E 等脂溶性维生素的吸收。胆盐是很宝贵的，它随着胆汁进入小肠完成任务后，95%的胆盐又会在回肠末端被回收，通过血液循环再次进入胆汁中，循环利用，这个过程被称为胆盐的肠肝循环。如果回肠被切除，未经回收胆盐就被排出体外了，肠肝循环被打破，能重复利用的胆盐减少了。虽说肝脏可以增加胆盐的合成来弥补损失，但是如果回肠太短，肝脏就没办法完全弥补损失，从而影响脂肪的消化吸收。维生素 B_{12} 只在回肠这一个特定部位被吸收，如果回肠被切得太多，吸收的维生素 B_{12} 会显著减少，可能引发贫血、外周神经炎等问题。

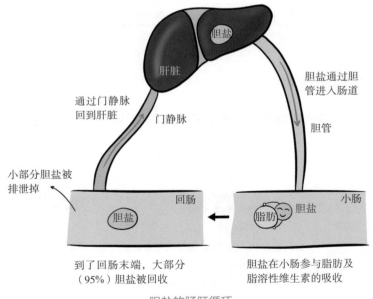

胆盐的肠肝循环

7.2.2　小肠切除术后患者应该怎么吃

小肠切除术后，患者的身体发生了很大的变化，还伴有腹泻、脱水、电解质紊乱、营养不良等多种问题，所以营养支持至关重要。营养的补充需根据小肠切除术后患者肠道的恢复情况而定。

1. 急性期

在术后早期，肠道面积骤然减少，身体完全不能适应这样的状态，因此出现严重腹泻，大量水分和营养物质丢失；加上手术对身体的消耗，还容易出现感染、血糖波动、电解质紊乱等问题。在患者代谢状态稳定、电解质紊乱被纠正后，应进行静脉营养支持。但长期静脉营养容易出现感染、血栓等问题，而且费用高，所以在患者水和电解质稳定、腹泻量减少、肠道功能恢复后就要尽快过渡到肠内营养。这个过程所需的时间因人而异，应在医生或营养师的指导下进行，避免过早进食影响肠道功能恢复。

刚开始恢复进食时，患者的消化吸收能力很差，普通食物通常不易被吸收，反而可能加重腹泻症状，达不到营养支持的目的。因此，患者可以食用易吸收、营养价值高的特医食品。

2. 适应期

此阶段残留的小肠逐渐适应吸收面积减少所带来的变化，它开始提高自己的工作能力，腹泻量明显减少，这时可逐渐增加进食量。除了特医食品，可逐步添加易消化的食物，先添加米汤、米粉等淀粉类食物，再添加低脂肪高蛋白的流质食物，逐步过渡至半流质饮食，如粥、面条等。但牛奶、豆浆等容易产气的食物要谨慎食用。由于此时患者的吸收能力还没有完全恢复，为避免吃过多引起渗透性腹泻，少食多餐可能更合适，每天可安排5~6餐。

3. 稳定期

此阶段患者的肠道功能进一步恢复，可给予高蛋白、高能量、高维生素和无机盐、低脂肪的食物。可以进食一些易消化的半固体食物，根据恢复情况逐渐添加软食。此阶段患者也应少食多餐，建议将特医食品作为加餐补充，以保证全日营养供给。

7.2.3　小肠切除术后患者一日食谱举例

1. 适应期

此阶段患者的肠道功能还没有完全恢复，应以易消化吸收的短肽型全营养配方特医食品为主，食物为辅，食物量不宜过多，每天5~7餐。

小肠切除术后患者适应期一日参考食谱	
8:00	短肽型全营养配方特医食品250mL
9:00	菜汁或果汁150mL
11:00	短肽型全营养配方特医食品250mL
14:00	面条、清蒸鲈鱼、胡萝卜泥
16:00	米汤150mL
17:00	短肽型全营养配方特医食品250mL
21:00	稠粥、鸡肉丸焖冬瓜

2. 稳定期

此阶段患者的肠道功能已经恢复了一部分，可以逐步过渡至以易消化的食物为主，搭配食用整蛋白型全营养配方特医食品。

小肠切除术后患者稳定期一日参考食谱	
7:00	蛋羹、稠粥、热拌豆腐
9:00	整蛋白型全营养配方特医食品200mL
11:00	馒头、土豆炖去皮鸡腿肉、西红柿蛋花汤
14:00	整蛋白型全营养配方特医食品200mL
17:00	软米饭、白灼大虾、素炒西葫芦（少油）
21:00	整蛋白型全营养配方特医食品200mL

7.3　直肠和肛门（痔疮）手术

7.3.1　直肠和肛门（痔疮）手术前也需要注意饮食吗

当然需要。直肠和肛门是大便排出体外的必经之路，医生为了能在给直肠和肛门"施工"时看清楚手术部位，通常会让患者在手术前"清肠"，将存留在肠道内的大便尽量清理掉。患者在手术前4~5天应尽量吃少渣的食物，如面条、瘦肉、鱼虾、鸡蛋、豆腐等，以减少大便量，方便手术。

7.3.2　直肠和肛门（痔疮）手术后该怎么吃

直肠的主要作用是暂时储存大便，另外还有吸收和分泌功能，但没有消化功能。肛门的作用是排出大便。所以，对于直肠和肛门（痔疮）手术患者来说，他们的消化功能没有受到太大的影响，一般不容易出现消化不良的情况。手术后第二天就可以开始恢复饮食。但是大便里有很多细菌、代谢废物、坏死组织细胞等，如果大量"垃圾"从直肠和肛门的伤口处通过，势必污染伤口，影响伤口愈合，患者可能会出现感染、发热等问题。而且大便通过未愈合的伤口处时，患者会感到疼痛，大便越干燥、坚硬，疼痛越剧烈。因此，直肠和肛门（痔疮）手术后的饮食重点在于减少大便量，保持伤口清洁，减少感染及疼痛，促进伤口愈合。

手术后第二天可以先给予少渣的流质食物，如米汤、藕粉、蛋花汤等，第三天开始过渡至低渣的稀饭、面食、蛋羹、瘦肉末、鱼肉等，少吃含膳食纤维多的叶菜和水果，可吃含膳食纤维较少的根茎类蔬菜。之后根据患者的伤口愈合情况逐步恢复到正常饮食。另外需要注意的是，患者在整个恢复过程中都要多饮水，水分可以让大便变得柔软，排出顺畅，减少伤口疼痛和出血。

知识小链接——加速康复外科

加速康复外科又称术后快速康复，它不是一种手术方式，而是一种理念，是在患者手术前、中、后采取一系列经循证医学证实有效的优化措施，以减少患者的生理应激、心理应激及并发症，缩短住院时间，节省医疗开支，使他们早日康复。加速康复外科最早是由丹麦哥本哈根大学的Kehlet教授于20世纪90年代提出的，它在中国已经有十多年的发展历史，在胃肠外科、肝胆胰外科、骨科、泌尿外科、妇科等领域都有应用。

1. 加速康复外科跟传统方式相比有哪些不同

加速康复外科涉及很多领域，如麻醉、疼痛管理、体温管理、手术方式、饮食营养、心理等。从饮食营养方面来说，二者最大的不同在于术前禁饮、禁食的时间。以往患者通常在手术前10~12小时就开始禁饮、禁食，饿得头昏眼花。如果是结直肠手术，禁饮、禁食的时间可能更长。但现在越来越多的研究发现，缩短术前禁饮、禁食的时间，有利于缓解患者术前因饥饿、口渴带来的烦躁、紧张等情绪，也能减少术后胰岛素抵抗。所以，《加速康复外科中国专家共识及路径管理指南（2018 版）》（简称《指南》）中提到，除非患者有胃排空延迟、胃肠蠕动异常和急诊手术等情况，禁饮的时间可延后至术前 2 小时，之前可喝一些清水、糖水、无渣果汁、清茶等清饮料（不包含酒精类饮品和奶）；禁食时间延后至术前 6 小时，之前可以吃一些面食、土豆、稀饭等淀粉类固体食物。如果患者吃的是油炸食物、高脂肪食物或肉类食物，由于这些食物不易消化，禁食时间需要更长一点。

在手术后，《指南》推荐患者尽早恢复经口进食和饮水，这样可促进肠道功能尽早恢复，还能降低术后感染的发生率，缩短术后住院时间。所以，一旦患者恢复通气，就可以进食流质食物，再逐步转为半流质饮食，鼓励患者口服肠内营养制剂作为补充，以保证全天营养。

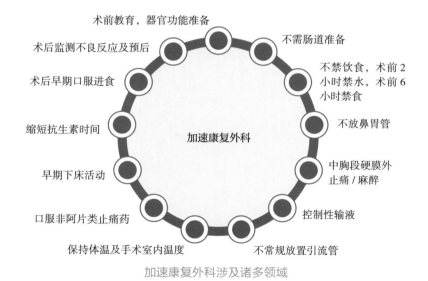

加速康复外科涉及诸多领域

2. 不知道术前怎么吃，该什么办

　　《指南》推荐，患者可以在术前10小时喝含12.5%碳水化合物的饮品800mL，术前2小时饮用≤400mL。如果术前营养评估发现患者存在营养问题，则可能需要在术前进行一段时间的营养支持，以改善其营养状况，减少术后并发症发生的可能性。

第 八 章　**Chapter 8**

人体解毒工厂——
肝脏的那些事

现如今，上班族生活节奏快、工作压力大，于是，加班、熬夜在所难免；亲朋好友平时聚会，酒是免不了的；晚上闲来无事，几个好友相邀，麻将、扑克等娱乐活动持续到深夜甚至整夜也精神抖擞。这些挥霍身体的行为，带来的是睡眠不足，精神萎靡；工作效率低，容易出错；皮肤没有水分，失去光泽；消化不良，有难闻的口臭；体形变差，好不容易甩掉的"游泳圈"又开始"耀武扬威"。那么，这些改变是什么原因造成的呢？现在我们来说说人体解毒工厂——肝脏的那些事。

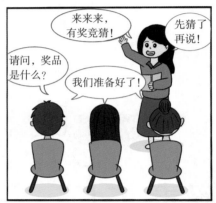

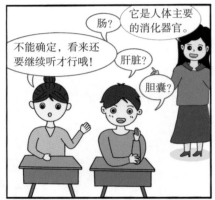

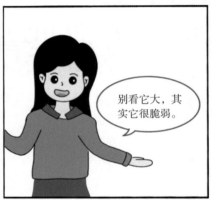

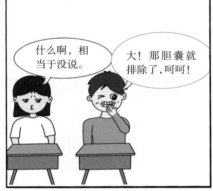

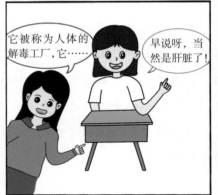

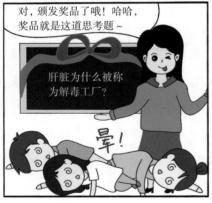

8.1　认识肝脏——人体最大的消化腺与解毒工厂

　　肝脏位于人体右上腹，是人体最大的消化腺，也是人体内最大的实质器官，我国成年男性的肝脏重 1230～1450g，成年女性的肝脏重 1100～1300g。肝脏的形状呈不规则楔形，分为上下两面、前后左右四缘。成年人肝脏的位置偏高，一般不容易触摸到，而幼儿肝脏的下缘位置较低，可以触摸到。肝脏是人体的一个重要器官，人离开肝脏就不能存活。有人称肝脏为人体的"加工厂"与"解毒工厂"。人们常说"心肝宝贝"，这说明肝脏非常重要。肝脏有丰富的血供，所以活体肝呈棕红色。肝脏质地脆弱，易受到外力的影响而破裂。

　　肝脏具有重要的生理功能，一方面参与体内物质代谢，人体摄入的各种食物包括脂肪、蛋白质、糖、维生素等均需要肝脏参与代谢和利用；另一方面参与生物转化，体内摄入的多种外源性物质，如药物、毒物、环境化学污染物、食品添加剂等多为脂溶性物质，肝脏可将这类对身体有害的外源性脂溶性物质转化为水溶性，然后排出体外，起到排毒作用；再一方面参与胆汁与胆色素代谢，肝脏可分泌胆汁，胆汁可促进脂类物质的消化吸收，维持胆固醇溶解状态，防止结石。另外，肝脏对胆红素有强大的处理能力，肝脏每天可清除的胆红素远多于身体产生的胆红素。因此，正常人血清中的胆红素浓度很低，当肝脏功能异常时，血清中的胆红素会升高，表现为黄疸。

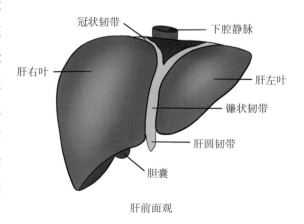

冠状韧带　下腔静脉
肝右叶　肝左叶
镰状韧带
肝圆韧带
胆囊

肝前面观

8.2 酒——想说爱你不容易

从中国古代酿制的各种黄酒、米酒，到现代的各种发酵酒、蒸馏酒等，酒在中国人的生活中占有重要的位置。无论是文人雅士，还是贩夫走卒，饮酒、品酒是他们共同的爱好之一。

关于饮酒与健康的关系，过去的观点认为适量喝酒还是可以的，但别过量，喝酒过量易伤肝。关于量的把握，《中国居民膳食指南（2016）》指出：少油少盐，控糖限酒。具体是指男性每日酒精摄入量在25g以内，女性每日酒精摄入量在15g以内，而25g酒精和15g酒精分别相当于750mL啤酒和450mL啤酒、250mL葡萄酒和150mL葡萄酒、75mL 38°白酒和45mL 38°白酒、50mL高度白酒和30mL高度白酒。

酒精过量有什么危害？首当其冲是伤害肝脏，因为酒精进入人体后需要肝脏进行代谢。酒精被乙醇脱氢酶分解成乙醛，然后被乙醛脱氢酶分解成乙酸，最后分解成二氧化碳和水。大多数人都不缺乏乙醇脱氢酶，但有不少人缺乏乙醛脱氢酶，这导致乙醛在体内蓄积，引起局部毛细血管扩张。这是喝酒脸红的主要原因。

有人说酒量是可以练出来的，经常喝就不容易醉了。实际上，肝脏的解酒能力并不会因为经常喝而得到提高，只是大脑对酒精的敏感性下降、耐受性提高，所以醉酒的阈值提高了。还有些人虽然酒量不大，但是胆量大（敢喝），这些

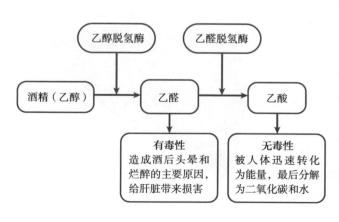

人往往容易酒精中毒。

任何饮品只要含有酒精就一定会伤肝、损肝、毁肝，长期大量饮酒除了伤肝，还会产生其他严重的健康危害。因此，能不喝酒就不要喝酒，如不得不饮，则一定要适量。有研究报道，平均每日摄入酒精量超过60g的人90%会出现脂肪肝；男性超过60g/d、女性超过20g/d，持续10年以上，5%～41%的人会患上肝硬化，而且是不可逆转的。

2018年，世界权威医学杂志《柳叶刀》刊出一篇文章，指出适量饮酒有益健康的说法是不对的。也就是说，喝酒不能带来任何健康收益，只有零饮酒才能最大限度地降低所有与饮酒相关的健康风险。

常见饮酒误区

◆ **选择保肝、护肝白酒：** 所谓的保肝、护肝白酒绝对不可能存在。只要饮品中有酒精，就一定会伤肝，喝过量还会对健康造成严重危害。因此，若不得不饮酒，一定要适量。

◆ **喝酒可以产热、暖身：** 喝酒后有发热的感觉，是因为酒精通过一些反应将体内的能量大量、快速地通过皮肤散发到了体表。这样消耗了很多体内的能量，而过多的能量消耗会使人在酒劲过了之后感到更加寒冷。

◆ **喝酒可以怡情：** 都说小饮可以怡情，可以增加气氛，增进朋友之间的感情，这还真不一定。喝酒也会破坏感情，酒后暴力事件时有发生。

◆ **红酒加雪碧：** 雪碧是碳酸饮料、含糖饮料，红酒中兑入雪碧，品尝时增加了能量摄入。另外，经稀释改变了味道的红酒可能会让人喝得更多。

◆ **啤酒当水喝：** 尽管啤酒度数为麦芽糖浓度，但是啤酒中也含有酒精，喝多了也会伤肝。另外，啤酒中含较多嘌呤，容易诱发痛风。

◆ **撸串喝啤酒：** 一边喝啤酒一边撸串，可能会增加食欲，导致能量摄入过多。长此以往，易形成"啤酒肚""将军肚"，并导致脂肪肝。

8.3　防微杜渐——远离药物性肝损伤

　　人体代谢过程中所产生的一些有害废物及外来物质均在肝脏解毒。人们服用的药物，包括保健品进入人体后，大都需要通过肝脏代谢，易导致药物性肝损伤。

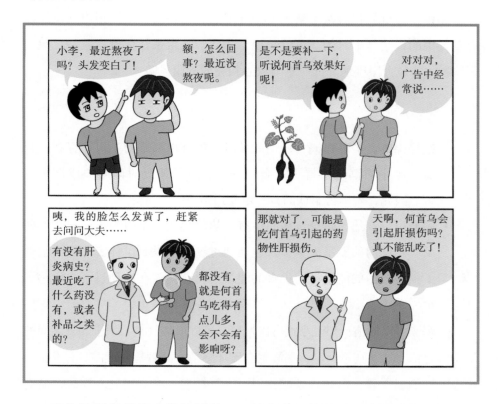

　　药物性肝损伤的症状较轻微，不易察觉，停药后可自行恢复，但也有一部分患者会表现为转氨酶升高的慢性肝炎、肝硬化等，重者可致急性肝衰竭，甚至死亡。当你近期服用过药物，出现了与原有疾病不同的新症状（如食欲缺乏、恶心呕吐、上腹不适、乏力等），特别是出现尿黄、眼黄、皮肤黄染等症状时，要高度警惕是不是药物性肝损伤，及时到医院就诊。

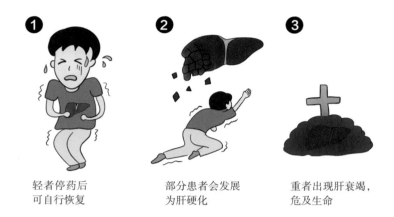

① 轻者停药后可自行恢复　② 部分患者会发展为肝硬化　③ 重者出现肝衰竭，危及生命

使用药物易产生副作用，需要防范。下面介绍一些人们经常服用、又容易忽视其副作用的药品。

- **感冒药：** 感冒总被人们认为是小问题，多数人会自己买药吃。不合理服用感冒药，存在肝损伤危险。目前，市场上的大部分感冒药均包含对乙酰氨基酚，长期大量服用此类药物易造成肝损伤。自行服药时，几种感冒药混合吃的情况很常见，这样更容易伤肝。
- **抗生素：** 抗生素是目前易引起药物性肝损伤的排名首位的药物。抗生素是处方药，必须在医生的指导下服用，滥用、不合理使用存在危险。
- **减肥药：** 市面上的减肥茶和减肥药并不都是有效、安全的，因服用减肥茶和减肥药引起肝损伤的报道层出不穷。
- **中草药：** 很多人认为中草药是纯天然的，无毒无害，可以随便吃。这是一种错误的认识，"是药三分毒"，中草药也不例外。例如，超剂量使用何首乌、误用土三七等，均可导致肝损伤。
- **保健品：** 很多老年人希望通过吃保健品、喝药酒、服用药膳等方式来养生，但他们往往缺乏判断力，容易被保健品夸大的功效欺骗。他们认为保健品对身体"百益而无一害"，抱着试试看的心理服用。但市面上很多所谓的保健品其实并不保健，甚至可能给肝脏带来损伤。

药物性肝损伤重在预防。一是不滥用药。无论是西药、中药，还是减肥药、保健品，都可能有肝毒性，应把握适应证，不滥用，更不能长时间、超剂量服用。二是不盲目用药。无论是处方药，还是非处方药，最好遵医嘱服用。在服药期间，一旦出现与消化功能相关的身体不适，如怀疑与所用药物有关，应立即停用药物并及时就诊。

8.4　面对现实——与病毒性肝炎和平共处

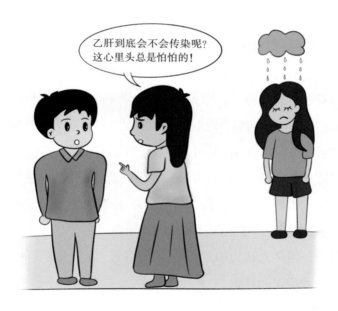

8.4.1　不得不面对的现实——病毒性肝炎的感染者众多

病毒性肝炎是由病毒感染引起的肝炎，包括甲、乙、丙、丁、戊型肝炎。病毒性肝炎是全球民众面临的主要的卫生挑战，其中乙肝和丙肝影响了3.25亿人，每年导致140万人死亡。《2019年全国法定传染病疫情概况》显示，病毒性肝炎依然是我国报告发病数居第一位的乙类传染病。据估算，我国乙肝病毒感染者约为7000万人，丙肝病毒感染者约为790万人，每年约有33万人死于感染乙肝病毒或丙肝病毒导致的肝硬化和原发性肝癌。

截至2020年，我国的乙肝防治情况与世界卫生组织提出的目标存在差距，体现在三方面：① 诊断率，世界卫生组织要求乙肝诊断率为90%，我国只有18%；② 治疗率，世界卫生组织要求乙肝治疗率达到80%，我国只有11%的乙肝患者接受治疗；③ 少数高病毒水平母亲生下的新生儿可发生乙肝病毒母婴传播。

8.4.2 识别慢性病毒性肝炎的典型症状

各种类型的病毒性肝炎均可出现黄疸。黄疸前期可出现恶心、呕吐、厌油、全身乏力、尿色加深等症状，黄疸期可出现皮肤黄染、尿色进一步加深、肝脾肿大、肝区叩痛等症状，恢复期症状逐渐消失：黄疸消退、肝脾变小、肝功能逐渐恢复。

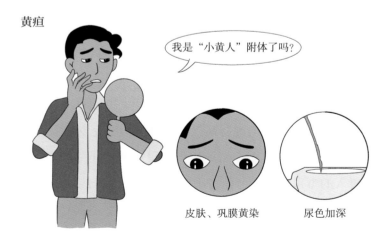

黄疸

我是"小黄人"附体了吗?

皮肤、巩膜黄染　　　尿色加深

慢性病毒性肝炎轻者可能无明显症状或仅出现轻度的乏力、头晕、恶心、呕吐、食欲缺乏等。若病情进一步发展，可能出现肝脾肿大、肝病面容、蜘蛛痣、肝掌等，转氨酶会有不同程度的升高。

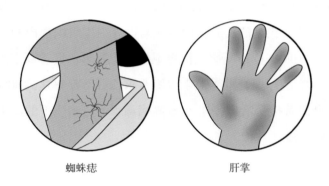

蜘蛛痣　　　　　　　　　　　　　肝掌

慢性重型肝炎即肝衰竭，有极度乏力和出血倾向，黄疸进行性加深，胆红素升高，肝脏缩小，出现门静脉高压、肝性脑病等病症。

8.4.3　病毒性肝炎患者怎么吃

1. 充足的优质蛋白质

食物蛋白质的氨基酸模式越接近人体蛋白质的氨基酸模式，则这种蛋白质越容易被人体吸收和利用，它被称为优质蛋白质。

多选择富含优质蛋白质的食物，如瘦肉、鱼肉、蛋、奶等。注意不要吃肥肉，因为肥肉的脂肪含量较多，会影响肝炎患者的食欲。若肝炎患者伴有胆汁分泌不足，还会出现脂肪泻。此外，为补充支链氨基酸，也可多摄入一些植物来源的蛋白质，如豆类食物和坚果。肝炎患者为修复、再生肝细胞，摄入的蛋白质总量可稍高于普通人群，达到 $1 \sim 1.2g/（kg·d）$ 或以摄入总能量的 15% ~ 18% 来供给。

2. 足够的碳水化合物

肝炎患者修复肝细胞需要足够的能量，而能量的主要来源是碳水化合物。碳水化合物的主要来源是五谷杂粮，如大米、小米、面粉、玉米等，这类食物可为人体提供大量的碳水化合物。碳水化合物还存在于其他食物中，如糖果、含糖饮料、水果和蔬菜。糖果、含糖饮料中的碳水化合物和五谷杂粮中的碳水化合物有一定的区别，五谷杂粮中的碳水化合物为复合型碳水化合物，是多个单糖分子通过化学键连在一起的多糖类物质，在体内需要经过消化液消化、形成单糖后才能被吸收。而糖果、含糖饮料中的碳水化合物大多是单糖或双糖类物质，在体内更容易被消化吸收。这种区别导致五谷杂粮的升血糖作用比较慢，而糖果、含糖饮料的升血糖作用很快。肝炎患者的碳水化合物代谢异常，特点就是不同程度的糖耐量受损，血糖波动比较大。如果此时摄入大量糖果或含糖饮料，会导致血糖急剧升高，对同时患有糖尿病的肝炎患者影响较大。五谷杂粮这类复合型碳水化合物，升血糖作用相对较慢，应优先选择食用。但是，碳水化合物的摄入量不宜过多，过多的碳水化合物会在体内转化为脂肪，引起高血脂和肥胖。

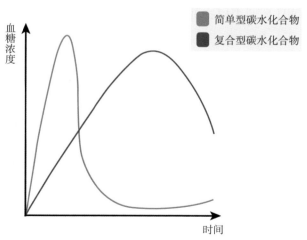

简单型碳水化合物与复合型碳水化合物的能量曲线

知识小链接——血糖指数

血糖指数（Glycemic Index，GI）是指含50g碳水化合物的食物与相当量的葡萄糖在餐后2小时引起体内血糖反应水平的百分比值，通常把葡萄糖的血糖指数定为100。血糖指数反映了食物与葡萄糖相比升高血糖的速度，它是衡量食物摄入后引起血糖反应的一项有生理意义的指标。低血糖指数<55，中血糖指数为55～75，高血糖指数>75。

3. 适量脂肪

慢性肝炎患者多厌油腻，其胆汁的分泌和合成不足，消化和吸收脂肪的功能减弱，过多的脂肪易在肝内沉积，造成肝细胞损害。慢性肝炎患者血中的亚油酸浓度往往是下降的，脂肪过少会影响食欲，造成必需脂肪酸摄入量减少，同时影响脂溶性维生素（维生素A、维生素D、维生素E等）吸收。因此，不宜过分限制脂肪摄入。我们在选择烹调油的时候应优先选择植物油，少用动物油如猪油、牛油等。当然，植物油的摄入量也不宜过多，建议每日烹调用植物油20g，每日摄入的总脂肪量占摄入总能量的20%～25%，大约每日50g。

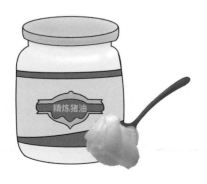

少吃猪油、牛油

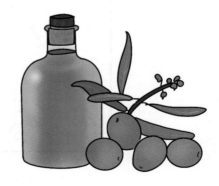

凉拌菜推荐用橄榄油

知识小链接——必需脂肪酸

　　人体需要，而人体自身不能产生，或者人体自身产生的数量远远不能满足人体需要，必须从食物中摄取的脂肪酸，被称为必需脂肪酸。必需脂肪酸分两类，一类是 ω-3 脂肪酸中的 α 亚麻酸，如亚麻籽油、鱼油；另一类是 ω-6 脂肪酸中的亚油酸，如常用植物油等。

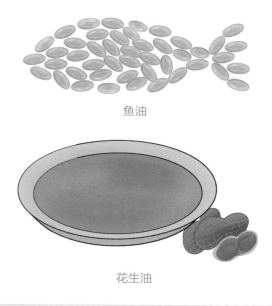

鱼油

花生油

4. 补充维生素及少食多餐

　　慢性肝炎会影响维生素的吸收和利用，特别是B族维生素和维生素C等。增加维生素供给有利于肝细胞修复，还可以增强解毒功能，提高身体免疫力。必要时可以选用维生素补充剂。

　　每日进餐在4~5餐较为适宜，每餐食量不宜过多，以减轻肝脏代谢的负担。必要时，可用肝病专用型营养素来加餐，调节营养代谢。

知识小链接——肝病专用型营养素

肝病专用型营养素属于特医食品，主要用于临床（营养科）。其主要特征是营养素中富含支链氨基酸（亮氨酸、异亮氨酸、缬氨酸），可以改善代谢，节约蛋白质，减轻肝脏损害。慢性肝炎、肝硬化、肝衰竭、肝性脑病患者可以食用，尤其对肝性脑病患者具有重要的营养治疗作用。

慢性肝炎患者的饮食宜忌	
建议选用的食物	不宜选用的食物
谷类	煎炸食物、油腻食物（如肥肉、浓肉汤等）
水产品、瘦肉、大豆及其制品	生硬食物（如花生、核桃、连骨带刺的食物）、含膳食纤维多的食物（如竹笋、芹菜等）
脱脂奶类	产气食物（如韭菜、洋葱、杂豆及红薯等）
绿叶蔬菜、水果	刺激性食物（如辣椒、芥末、胡椒、葱等）
适量植物油	霉变食物、烟酒

8.4.4　慢性肝炎患者一日食谱举例

慢性肝炎患者一日参考食谱	
早餐	麻酱卷（面粉50g、麻酱5g）、红豆粥（红豆10g、大米50g）、煮鸡蛋50g、拌菠菜笋（菠菜100g、豆干20g、冬笋10g）
加餐	牛奶200g、蛋糕30g
午餐	馄饨（面粉100g、瘦肉末50g、葱50g、瓜片50g）、炝甘蓝胡萝卜腐竹（甘蓝100g、胡萝卜25g、鲜腐竹30g）
加餐	煮苹果150g、甜豆浆200g
晚餐	鸳鸯卷（面粉100g）、金针菇肉丝汤（金针菇75g、鸡脯肉25g）、清蒸鲫鱼（鲫鱼100g）
加餐	香蕉100g

注：全日烹调用植物油20g。

8.4.5　走出对乙型肝炎的认知误区

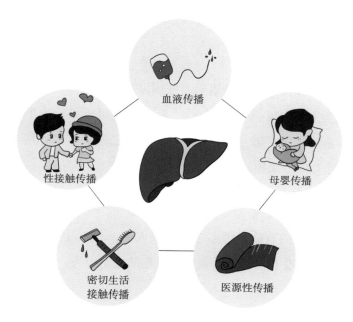

乙肝传播途径

1. 与乙肝患者共同生活会感染乙肝

在成年人之间，日常接触包括交谈、吃饭等行为不会传播乙肝病毒。而对婴幼儿来说，母婴传播（母亲通过分娩或哺乳将乙肝病毒传染给婴儿）、幼儿期（3～7岁）与乙肝患者的密切接触是最主要的两种传播方式，其中母婴传播更为常见。如果家人中有乙肝患者，最好的预防方法是注射乙肝疫苗。同时，注意不要共用卫生用品，如牙刷、剃须刀等。

2. 国内乙肝病毒携带率已经大幅下降，刚出生的孩子没必要接种乙肝疫苗

国家将乙肝疫苗接种纳入免疫计划后，在近30年间，儿童的乙肝病毒携带率已由10%锐减至1%以下，无数新生儿因此受益。新生儿接种乙肝疫苗不仅能有效预防乙肝病毒感染，还可以大幅降低其日后患上肝硬化、肝癌的风险。

3. 乙肝是不治之症

许多乙肝患者在得知自己感染乙肝病毒后，郁郁寡欢，甚至对生活失去信心。事实上，90%～95%的急性乙肝患者是可以被治愈的。慢性乙肝患者中大多是病毒携带者。就目前来看，慢性乙肝患者虽不能被治愈，但可以通过治疗和保养来控制病情。

4. 得了乙肝就会得肝硬化和肝癌

肝硬化与肝癌的发病是由多个因素造成的，与乙肝并没有直接的因果关系。即使是肝硬化患者，最后发展为肝癌的也是少数。

5. 乙肝妈妈不能哺乳

乙肝妈妈分娩的新生儿在接受乙肝免疫球蛋白和乙肝疫苗联合免疫后，接受母乳喂养并不会增加乙肝的母婴传播率，所以母乳喂养是安全的。但应注意，在哺乳前，乙肝妈妈的双手应先消毒，一旦乙肝妈妈的乳头有出血或溃疡，都不宜哺乳。

6. 乙肝病毒携带者不可结婚

乙肝病毒携带者可以结婚，但婚前一定要检测血液中的乙肝抗原抗体系统，即"两对半"。如果结果均显示为阴性，则必须注射乙肝疫苗，待体内产生抗体后方可结婚。

8.5　该出手时就出手——拒绝肝硬化

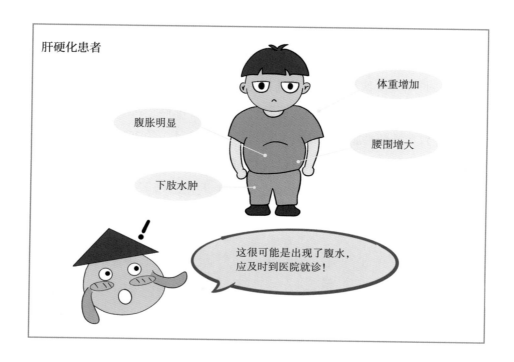

肝硬化是慢性肝病逐渐发展为肝细胞广泛变性和坏死，肝纤维组织在肝内弥漫增生为再生结节和假小叶，导致肝小叶的正常结构和血管解剖受到破坏的一种疾病。一般来说，早期肝硬化无明显症状，后期因肝脏变形、硬化，肝小叶结构和血液循环途径显著改变，临床上以门静脉高压和肝功能减退为主要症状。患者常常并发消化道出血、肝性脑病，继发感染而死亡。这种病的流行病学特点为男性多于女性，多见于 35～50 岁。我国病毒性肝炎发展为肝硬化的较多，欧美国家以酒精性中毒导致肝硬化为主。

8.5.1　为什么会得肝硬化

引起肝硬化的病因有很多，各地区差异较大，主要有以下几种：① 病毒性肝炎：主要为乙型肝炎病毒、丙型肝炎病毒和丁型肝炎病毒感染，尤其是乙型与丙型或丁型肝炎病毒重叠感染可加速肝硬化的发生。② 慢性酒精中毒：长期大量饮酒，酒精及其代谢产物引起肝脏损害，引发酒精性肝炎、酒精性脂肪肝，继而发展为肝硬化。③ 营养障碍：营养过剩与营养不良均可导致非酒精性脂肪性肝病（NAFLD），据统计，约70%不明原因的肝硬化可能由 NAFLD 引起。④ 其他：胆汁淤积、肝静脉回流受阻、寄生虫感染、遗传代谢性疾病、某些药物或毒物、自身免疫疾病等因素亦可导致肝硬化。

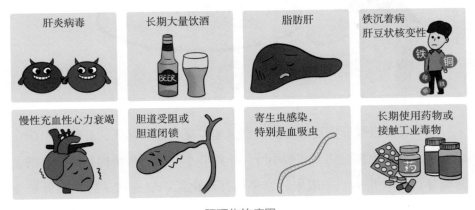

肝硬化的病因

8.5.2　怎样预防肝硬化

积极治疗原发病。大多数患者的肝硬化都是由病毒性肝炎、酒精性肝炎、脂肪肝及慢性心力衰竭等疾病发展而来的。积极治疗原发病是防止肝硬化最有效的方法之一。

养成良好的生活习惯。良好的生活习惯对预防肝硬化非常重要。为了健康，我们必须改掉一些坏习惯。不熬夜，保证充足的睡眠；不太过劳累，保证合理的休息时间。

饮食方式合理。注意合理膳食，均衡营养，不能暴饮暴食，多吃富含蛋白质且易消化的食物，多吃新鲜蔬菜和水果。禁食发霉、腐烂的食物，平时应注意戒烟戒酒，适当地进行锻炼，增强抵抗力。

定期检查。定期检查可以明确自己的病情。乙肝病毒携带者病程很长，定期检查可以使其很好地了解病情。另外，肝硬化的早期症状非常不明显，但是在 B 超检查中会有一定的显示。无论是控制慢性乙肝，还是预防肝硬化，定期检查都是非常重要的。

8.5.3　肝硬化患者如何进行自我管理

1. 监测六个症状

腹胀：腹胀是肝硬化患者的常见症状，也是腹水出现或增加的最突出症状。因此，肝硬化患者要注意观察，如果腹胀明显加重，应该警惕是否有腹水出现或增加，可以通过测体重或量腹围进一步确认。

腹痛：腹痛是腹腔感染的突出症状。如果出现胀痛，应该警惕是否出现腹腔感染，及时到医院就诊。此外，消化性溃疡、胰腺炎、胆囊炎均是肝硬化患者容易并发的疾病，这些疾病都表现为腹痛，肝硬化患者自己很难辨别，因此一旦发生腹痛，尤其是持续不能缓解的腹痛时，要及时就医。

下肢水肿： 这是低蛋白血症的信号。如果双下肢出现凹陷性水肿，应到医院检查肝功能，看血清白蛋白是否下降，如果严重下降应及时补充。

发热： 发热往往提示肝硬化患者发生了细菌感染。肝硬化患者由于免疫力低下，容易发生感染，其中最常见的感染是自发性腹膜炎，也称为腹腔感染。腹腔感染如果不及时控制，会进一步加重肝功能衰竭。如果发现体温升高，肝硬化患者应提高警惕，必要时到医院就诊。

尿量： 腹水是肝硬化患者最常见的症状，确诊是否存在腹水最好的方法是做腹部B超检查，但是肝硬化患者不可能随时做该检查。正常情况下，尿量与每日摄入的水量平衡，一般每日 1500 ～ 2000 mL。如果尿量明显减少，则有可能存在腹水。另外，还要根据每日的尿量调整利尿剂用量。

大便次数及颜色： 正常人每天排便一次，大便性状不硬不稀。如果出现大便次数明显增加、质稀的情况，要警惕是否出现腹水、腹腔感染、肠道菌群失调或感染性腹泻。正常大便为黄色，如果大便发黑或出现水冲后发红的情况，要考虑存在消化道出血，立刻到附近的医院就诊。

2. 准备三种器具

体温计： 肝硬化患者免疫力低下，容易出现感染，因此，平常要在身边备1支体温计。如果感到发冷或身体不适，立刻测体温，有发热情况及时到医院就诊。

尿液量筒或带刻度的尿壶： 必要时用来统计每日的尿量。

家用体重计： 有腹水的肝硬化患者在服用利尿药期间应该监测体重的变化，体重下降以每天不超过0.5千克为宜。

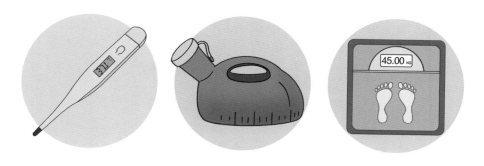

3. 准备三类药物

肠道菌群调节剂：如乳酶生和各种益生菌等。肝硬化患者常并发菌群失调，易出现腹痛、腹胀、腹泻症状。家里常备这些药物，便于在出现上述症状时及时服用。这些药物安全、副作用小。

云南白药：这是一种口服止血药。消化道出血是肝硬化最严重的并发症之一，往往突然发生，且来势凶猛，一旦发生应尽快到医院就诊。但到医院或等救护车需要时间，肝硬化患者可先服用云南白药，它对止血有帮助，一般用凉开水冲服1g。

乳果糖制剂：肝性脑病也是肝硬化患者常见的并发症之一，轻者仅表现为性格行为的改变或头晕、记忆力减退，严重者可出现神志不清。肝硬化患者如果大便不通畅、进食含蛋白质较多的食物，就容易诱发肝性脑病。乳果糖制剂能够改善肠道内环境，减少血氨吸收，促进有毒物质排出，预防肝性脑病。

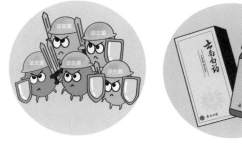
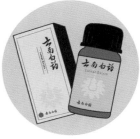
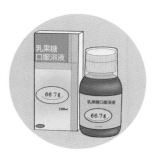

8.5.4　肝硬化患者如何吃更科学

能量要充足，每日可按30～35kcal/（kg·d）来计算。

1. 充足的蛋白质

可按1～1.5g/（kg·d）来供给。为避免或纠正低蛋白血症、腹水，促进受损肝细胞修复，肝硬化患者每日蛋白质供给量不应低于60g，其中优质蛋白质占总蛋白质的40%以上，其来源主要有牛奶、鸡蛋、鱼、虾、瘦肉等。

2. 适宜的脂肪

脂肪的摄入量不宜过多，以0.7～0.8g/（kg·d）为宜，其来源以富含长链脂肪酸的植物油为主。同时，为了避免脂肪肝，可用少量中链脂肪酸代替长链脂肪酸，但不宜过多，以免增加酮体生成，加重肝脏负担。

3. 适宜的碳水化合物

足够的碳水化合物（主食）能增加肝糖原储备，防止毒素对肝细胞造成损害，起到保肝解毒的作用；同时，也能纠正因肝功能受损可能发生的低血糖反应，并且具有节约蛋白质的作用。主食摄入偏少时可适当补充一些蜂蜜、藕粉、果酱等甜食，也可口服或静脉注射葡萄糖。

4. 适宜的无机盐

肝硬化患者的血清锌水平降低，尿锌排出量增加，肝内含锌量降低，需注意补充。宜多用猪瘦肉、牛肉、羊肉、蛋类、鱼类等含锌量较高的食物。肝硬化患者常存在镁离子缺乏，应多食用含镁量多的食物，如绿叶蔬菜、豌豆、乳制品和谷类等。有水肿和轻度腹水的肝硬化患者应采用低盐饮食，每日盐摄入量一般不超过2g。

5. 充足的维生素

B族维生素参与肝脏内的生物代谢过程；维生素C促进肝糖原的形成，保护肝脏功能；维生素K有利于肝硬化患者止血。患者应注意补充多种维生素，必要时可通过药物来补充。

6. 少食多餐，注意食物种类与烹调方法的选择

除正常的一日三餐外，可增加2~3次加餐。应选择易消化、少刺激、产气少、无污染的食物。在烹调加工时注意食物的大小，并采用汆、烩、炖等易于消化的烹调方法。

8.5.5　肝硬化患者的饮食宜忌

1. 宜食食物

富含优质蛋白质且易消化的食物：奶类及其制品、蛋类、鱼虾类、嫩的畜禽瘦肉类等。

多食用包子、馒头、花卷、发糕、面包等发酵类面食，以满足身体对B族维生素的需求。

冬瓜、西葫芦、丝瓜等瓜类及嫩的生菜、白菜、茄子、菜花、西红柿等含维生素多、膳食纤维少的食物。

葡萄糖、蔗糖、蜂蜜等易于消化的单糖、双糖可少量选用。

选用植物油。

发生低钾血症时应多选用含钾食品，如橘子、香蕉、猕猴桃、鲜蘑、香菇等。

2. 忌食或少食食物

忌用各种酒类和含酒精的饮料。

忌用辣椒、芥末、胡椒、咖喱粉等辛辣、有刺激性的食物和调味品。

忌用肥肉及用油煎、油炸、滑溜等方式制作的高脂肪食物。

少用韭菜、芹菜、豆芽、藕、燕麦及各种粗加工粮食，发生食管–胃底静脉曲张者禁用。

少用薯类、萝卜、碳酸型饮料等产气多的食物和饮品，失代偿性肝硬化患者、腹胀明显者禁用。

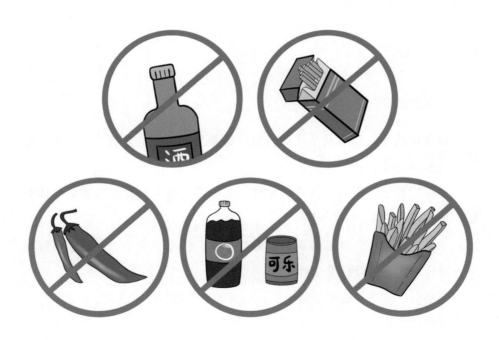

知识小链接——膳食纤维

　　膳食纤维是一类不能被人体消化道分泌的消化酶所消化，因而也不能被人体直接吸收和利用的多糖及其类似物，以及木质素。膳食纤维可分为可溶性膳食纤维和不可溶性膳食纤维，前者主要包括果胶、树胶、半纤维素等，后者主要包括纤维素、木质素等。膳食纤维具有重要的生理作用，如增加饱腹感、促进肠道蠕动、降低血糖和血胆固醇、调节肠道菌群、预防结肠癌、预防胆结石形成等。膳食纤维含量丰富的食物主要是粮豆类食品。各种叶菜，尤其是韭菜、芹菜、菠菜等菜中的膳食纤维含量也十分丰富。竹笋、魔芋等食物中的膳食纤维含量极高。

8.5.6　肝硬化患者一日食谱举例

肝硬化患者一日参考食谱	
早餐	糖三角（面粉50g、白糖10g）、绿豆粥（绿豆10g、大米50g）、卤鸡蛋50g、炝拌香椿腐竹（香椿75g、鲜腐竹50g）
加餐	甜豆浆200g
午餐	水饺（面粉125g、鸡脯肉50g、鲜香菇100g、胡萝卜75g）、海米紫菜汤（海米5g、紫菜10g）
加餐	鲜桃150g、藕粉（藕粉25g、糖20g）
晚餐	椒盐花卷（面粉100g）、西红柿蛋花汤（西红柿75g、鸡蛋25g）、葱烧海参（海参75g、葱75g）、拌黄瓜金针菇（黄瓜50g、金针菇75g）
加餐	脱脂奶200g、苹果150g

注：全日烹调用植物油20g。

8.6　愿此生，不相见——肝性脑病

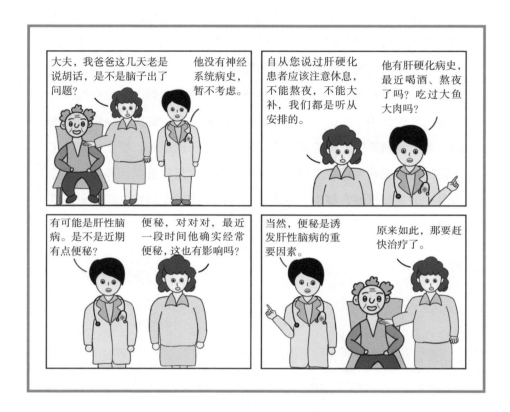

　　肝性脑病是由于急、慢性肝功能严重障碍或各种门静脉-体循环分流（以下简称门体分流）异常所致的、以代谢紊乱为基础的、轻重程度不同的中枢神经系统功能失常，并以精神症状为主的综合征，可分为轻微肝性脑病、隐匿性肝性脑病、显性肝性脑病三种类型。按照West-Haven分级，肝性脑病可分为0~4级，其常见临床表现见下图。

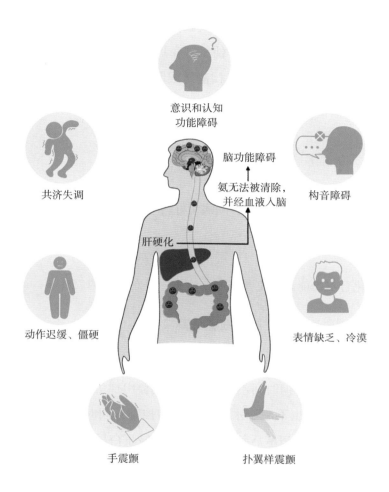

意识和认知
功能障碍

脑功能障碍

氨无法被清除，
并经血液入脑

共济失调

构音障碍

肝硬化

动作迟缓、僵硬

表情缺乏、冷漠

手震颤

扑翼样震颤

8.6.1　肝性脑病的前因后果

　　导致肝性脑病发生的常见肝病有肝硬化、重型肝炎、暴发性肝衰竭、原发性肝癌、严重的胆道感染等。在原发肝病的基础上，多种因素可诱发肝性脑病，其中氨是诱发肝性脑病最主要的神经毒素。常见的诱因：① 麻醉剂、酒精等抑制大脑和呼吸中枢，造成脑缺氧。② 腹泻、呕吐、出血等症状使血容量降低，导致肾前性氮质血症，使血氨增高。③ 高蛋白食物摄入过多及有消化道出血、感染、便秘等症状，增加氨的产生与吸收。④ 手术或自然分流所致的门体分流、门静脉或肝静脉血栓等使肠源性氨进入体循环。⑤ 原发性肝癌使肝脏对氨的代谢能力明显减退。

8.6.2　肝性脑病患者的饮食原则

每日以供给1600kcal为宜，随病情好转可逐渐增加至2000kcal。

1. 碳水化合物（主食）充足

碳水化合物是能量的主要来源，应占一日总能量的75%。

2. 控制蛋白质供给，防止血氨升高

急性肝性脑病患者及West-Haven分级为3、4级的肝性脑病患者开始数日要禁食蛋白质，但时间不宜太长，否则会出现负氮平衡，不利于肝细胞的修复和再生，也不利于水肿和腹水的控制，同时组织蛋白分解会增加内源性氨的生成。清醒后每2~3日增加10g蛋白质，逐渐增加蛋白质至0.5~1g/（kg·d）。West-Haven分级为1、2级的肝性脑病患者开始数日应给予低蛋白饮食（20g/d），每2~3日增加10g蛋白质，如无肝性脑病发作，则增加至1.2g/（kg·d）。慢性肝性脑病患者无禁食必要，蛋白质摄入量为1~1.5g/（kg·d），主张口服支链氨基酸制剂，蛋白质的种类以植物蛋白质为主，如大豆蛋白等，然后是牛奶蛋白质。另外，为降低血氨，需减少肠道氨的吸收，首选乳果糖来促进肠道氨的吸收和促进血氨的排泄。

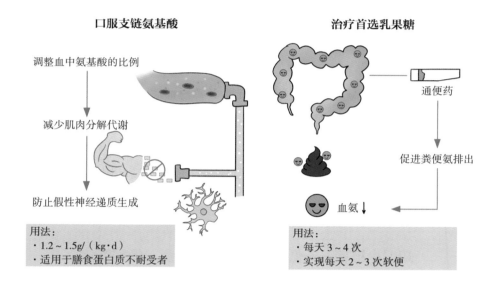

3. 脂肪宜适量

肝性脑病患者对脂肪的消化和吸收能力下降，因此脂肪摄入量不宜过多，每日以 30～40g 为宜。可使用部分中链脂肪酸取代植物油，这样可减少血中游离的脂肪酸及部分氨基酸。

4. 维生素供给应充足

尤其是与肝功能有关的维生素，包括维生素 A、维生素 E、维生素 K、维生素 C 及 B 族维生素。肝性脑病患者维生素摄入不足，自身消耗增加，单纯依靠膳食无法满足身体需要，应额外补充。补充的剂量可达到正常生理需要量的几倍或几十倍，最好联合补给。

5. 水和电解质适宜

肝性脑病患者脑中铜、锌的含量降低，低蛋白饮食常会导致钙、铁等无机盐缺乏，因此在饮食中应注意补充。水和钠的供给视肝性脑病患者有无腹水和水肿而定。若肝性脑病患者伴有腹水或水肿，应根据水钠潴留情况限盐（钠）饮食或限制液体摄入。

6. 其他饮食注意事项

肝性脑病患者昏迷不能进食时，无食管静脉曲张者可用鼻胃管进行营养支持，有食管静脉曲张者应尽量避免鼻饲喂养，可采用静脉营养。供给适量可溶性膳食纤维，刺激肠道蠕动，促进排便，减少肠道对有毒代谢产物的吸收。可进食后建议少食多餐，避免禁食时间超过6小时，鼓励夜间进食50g以上碳水化合物（主食）。

知识小链接——低盐饮食、无盐饮食、低钠饮食

低盐饮食： 全日供钠2g左右，每日烹调用盐限制在2~4g或酱油10~20mL，忌用一切咸食，如咸蛋、咸肉、咸鱼、酱菜、面酱、腊肠等。

无盐饮食： 全日供钠1g左右，烹调时不加盐或酱油，可用糖醋等调味，忌用一切咸食（同低盐饮食）。

低钠饮食： 全日供钠不超过500mg，除无盐饮食的要求外，忌用含钠量多的食物，如油菜、蕹菜、芹菜等蔬菜（每100克蔬菜的含钠量>100mg）及松花蛋、猪肾等。

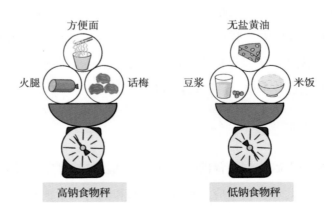

8.6.3　肝性脑病患者的饮食宜忌

1. 宜食食物

能经口进食者：可给予葡萄糖、米汤、藕粉、米粉、果汁、果酱，以及细粮和少纤维的水果等食物。富含支链氨基酸的大豆制品是肝性脑病患者首选的蛋白质来源。

昏迷、不能经口进食者：可给予鼻饲饮食或辅助静脉营养，开始时可暂停蛋白质摄入，以碳水化合物作为能量来源，持续时间不宜超过3天。鼻饲方式可采用间歇滴注、连续泵控滴注或分次推注的方式。饮食内容为自制匀浆或肝病专用型肠内营养制剂。

2. 禁食或少食食物

◆ 猪肉、牛肉、羊肉的蛋白质富含芳香族氨基酸，禁用。

◆ 鸡肉、鸭肉和鱼肉中的支链氨基酸含量比畜肉类多，可少量食用。

◆ 牛奶和蛋类产氨少，随着病情的好转可适量选用，并逐渐加量。

8.6.4　常见误区

1. 肝性脑病患者不能静脉输注人血白蛋白

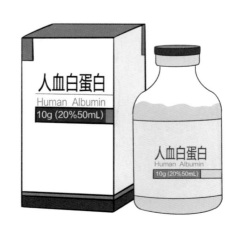

肝性脑病患者，尤其是显性肝性脑病患者，很多都伴有低蛋白血症和腹水。临床上常用人血白蛋白来改善低蛋白血症和腹水症状，但很多人认为静脉输注人血白蛋白会

加重肝性脑病。其实，肝性脑病患者静脉输注人血白蛋白还是安全的，也是必要的。尽管白蛋白会代谢产生氨基酸，但代谢时间较长，且代谢产生的氨基酸不会加重肝性脑病。基于观察性研究和荟萃分析研究得出的结果表明，在肝硬化不伴显性肝性脑病患者中，静脉输注人血白蛋白可降低显性肝性脑病的发生率，改善患者的状况。在肝硬化伴显性肝性脑病患者中，静脉输注人血白蛋白可显著提高显性肝性脑病的缓解率，改善患者的状况。

2. 保健品有治疗肝病的作用，可防止肝性脑病

受商家或广告的影响，现在的人越来越注重养生。号称一粒胶囊胜过几千克蔬菜的推销大家耳熟能详，很多保健品标榜有治疗作用，被认为能改善人体的各项功能。受其影响，很多患者长期进食各种保健品，甚至有些人每天会吞下数十粒保健胶囊。殊不知，这样就埋下了巨大的安全隐患。乱吃保健品会导致肝损害，如果患者本身有肝炎或肝硬化病史，则极有可能诱发肝性脑病，甚至肝癌。

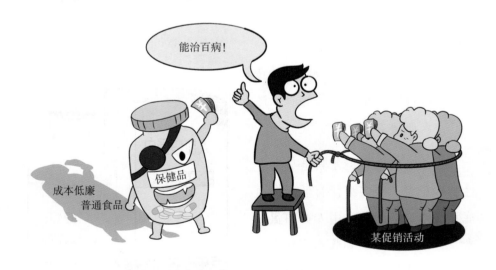

8.6.5　肝性脑病患者一日食谱举例

肝性脑病患者一日参考食谱（半流质）
早餐　　红枣干粥（大米75g、大枣5枚）、炒碎菜（油菜100g、豆干15g）
加餐　　蛋糕30g、西瓜汁（西瓜200g）
午餐　　鸡蛋面（细挂面100g、鸡蛋25g、黄瓜丝100g、胡萝卜丝50g）、海米紫菜汤（海米5g、紫菜10g）
加餐　　藕粉（藕粉25g、糖20g）
晚餐　　二米粥（大米、小米各35g）、炒南瓜（南瓜125g）、葱花炒豆腐（豆腐50g）
加餐　　藕粉（藕粉25g、糖20g）

注：全日烹调用植物油25g。

8.7　滚蛋吧！肝癌君

目前，原发性肝癌是我国第四位常见恶性肿瘤及第二位致死肿瘤。全球每年约有75万例新发肝癌患者，大多数病例来自亚洲，而几乎一半来自中国。我国每年约有37万例新发肝癌患者，32.6万例患者因肝癌失去生命。我国的肝癌防治面临诸多难题：肝癌起病隐匿，早期症状不明显或不典型，诊断非常困难；患者多并发基础肝病，治疗棘手；通常发展迅速，晚期患者治疗手段有限，预后较差。

肝癌在我国早筛率不高，约85%的患者就诊时已经处于中、晚期，丧失了最佳的治疗时机。据统计，新发肝癌患者中，晚期患者占58%，其中位生存期在10个月左右，5年生存率仅约12%，与欧美国家或日本等亚洲国家差距显著。肝癌治疗目前正面临着极大的困境，广大患者盼望得到更加安全有效的创新治疗，以显著改善他们的生活质量，延长他们的生存期。

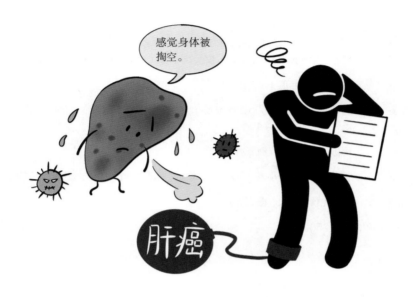

8.7.1 防患于未然，远离致病因素

　　肝癌的发生与很多因素有关。病毒性肝炎患者因炎症引起肝细胞损伤和再生，增加了致癌敏感性，肝炎病毒DNA与肝细胞基因结合激活了癌基因。肝硬化患者的肝细胞长期损伤和再生，引起不典型增生和基因突变，导致癌症发生的可能性增大。黄曲霉毒素也是肝癌的致病因子，其与抑癌基因p53的突变有密切关系。黄曲霉毒素不仅可独立引起肝癌，还可与乙型肝炎病毒产生协同致癌作用。水污染也会导致肝癌发生，水中的蓝绿藻毒素（如微囊藻毒素）可影响调控细胞凋亡的癌基因和抑癌基因，从而引发癌症。此外，摄入酒精、遗传、幽门螺杆菌感染和肝吸虫感染等都可能是肝癌发生的原因。

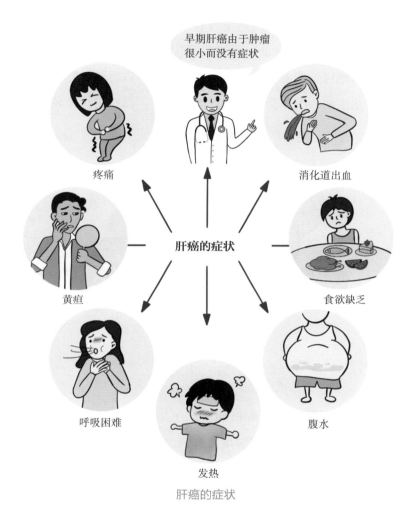

肝癌的症状

8.7.2　饮食与肝癌

霉变食物（黄曲霉毒素）：黄曲霉毒素是一种有剧毒的致肝癌物质，黄曲霉毒素 B_1 可引起细胞错误地修复DNA，导致严重的DNA诱变；它还可抑制DNA和RNA合成，从而抑制蛋白质合成。我国肝癌流行病学调查研究发现，某些地区人群的膳食中的黄曲霉毒素污染水平与原发性肝癌的发生率呈正相关。专家对其他肝癌发病率高的地区进行调查，也得出相同结论，乙型肝炎病毒和黄曲霉毒素B_1是诱发我国肝癌的两大主要危险因素。长江及长江以南地区黄曲霉毒素污染严重，北方各省污染较轻。在各类食品中，花生、花生油、玉米受污染最严重，大米、面粉受污染较轻，豆类很少受到污染。

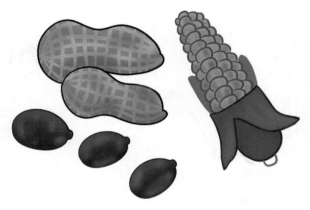

发霉的花生和玉米

酒精：酒精可导致肝细胞损伤并产生增生和纤维化反应。有研究显示，酒精摄入量与肝癌发病风险增加有关，特别是在酒精摄入量过多时这种关系更加明显。酒精可通过多种机制诱发肝癌：一方面，引起酒精性肝硬化，进而发展为肝癌；另一方面，在其他致癌因素（如肝炎病毒、黄曲霉毒素）的共同作用下引发肝癌。

优质蛋白质：肝癌患者蛋白质消耗量增加，进食量不足，通常会出现蛋白质能量营养不良的问题。肝癌患者的代谢还有一个特点，即无氧酵解增加，蛋白质和脂肪分解增加、合成减少。若此时蛋白质摄入不足，会进一步加重体内组织蛋白的分解，加重蛋白质营养不良。此外，肝癌患者可能还要面临手术、放疗、化疗等治疗手段，这些治疗手段对正常组织细胞有一定损伤，需要摄入足够的蛋白质进行组织修复。此时，应增加优质蛋白质的摄入，如多吃大豆、鸡蛋、牛奶、肉类等，必要时可口服蛋白质营养补充剂。

支链氨基酸：有研究显示，摄入支链氨基酸可降低肝硬化的发病风险，从而减少了肝癌的发生。也有研究指出，在肝硬化和肝功能不全的受试者中，在能量和蛋白质摄入量相当的前提下，每天口服12g支链氨基酸可有效降低肝癌的发病风险。

ω-3不饱和脂肪酸：ω-3不饱和脂肪酸可降低原发性肝癌的发病风险，但目前未明确其作用机制，需要更多的前瞻性研究结果来证实。

碳水化合物：碳水化合物是主要的供能物质，摄入足够的碳水化合物可减少因能量摄入不足引起的蛋白质消耗，使蛋白质可以被充分、合理地应用。香菇、木耳含有丰富的植物多糖，也属于碳水化合物，具有抗癌、抑癌的作用。

无机盐：大多数无机盐的摄入量不应过多，也不能过少，关于无机盐的摄入量，可参考《中国居民膳食营养素参考摄入量（2013版）》。铁摄入过量会增加肝癌的发病风险。如果能够正常进食，可以通过均衡饮食的方式满足身体对无机盐的需要量。若不能在日常饮食中经口摄入足够的无机盐，还可以口服无机盐补充剂来满足人体需要。

植物化学物：植物化学物是植物中含有的具有生物活性的物质，其生物活性包括抗癌、抗氧化、免疫调节等作用。比如，茶叶中富含的茶多酚具有抗癌、抗突变的作用，大蒜中的硫化物具有抗癌和延缓衰老等作用。

8.7.3　肝癌患者的饮食宜忌

1. 宜食食物

对于谷类和薯类食物，成人每天应摄入200～400g。若无食管静脉曲张且胃肠功能正常，可粗细搭配；若有食管静脉曲张或因放疗、化疗引起消化道损伤，可制作软食、半流质饮食或流质饮食。动物蛋白质来源优先选择鱼肉、禽肉和蛋类，应减少红肉的摄入量。若出现肝性脑病，动物性食物应减少。肝癌患者应进食适量的豆类食品及其制品，每天约50g，豆腐和豆浆是常见的豆类制品，400g豆浆、60g北豆腐或120g南豆腐的营养成分约等于25g干黄豆。肝癌患者每天应进食各类蔬菜300～500g，为了补充维生素，可多选择一些深色蔬菜，如深绿色的空心菜、西蓝花，深红色的西红柿、胡萝卜，深紫色的紫甘蓝等。肝癌患者每天应摄入水果200～300g，可选择多种类别的水果。烹调油应选择植物油，如大豆油、菜籽油、花生油、亚麻籽油等，每天25～40g。

2. 禁食或少食食物

禁止摄入酒精。尽量少吃或不吃油炸、盐腌或熏烤的食物，这些食物中含有的杂环胺类、亚硝酸盐类和多环芳烃类物质都有一定的致癌作用。不进食霉变食物，特别是霉变的玉米、花生、棉籽油、稻谷、小麦、大麦类食物。饮水或烹调用水需经过严格消毒并检测合格，特别要避免饮用被藻类污染的水源。

8.7.4　肝癌患者的饮食误区

1. 不沾油腻

有些肝癌患者认为有营养的食物会生湿热，一点油腻的食物也不敢吃。其实这样也不对，脂肪是人体重要的能量来源，脂肪摄入过少则不能满足肝癌患者的身体需要，还会造成肝脏营养不良，同时导致必需脂肪酸缺乏，对人体有不利影响。肝癌患者发病早期应选择易消化、适合自身口

味的清淡饮食，但应注意需含有适量的碳水化合物、蛋白质、维生素 C 和 B
族维生素等。肝癌患者食欲好转后，应选择含较多蛋白质、碳水化合物及
适量脂肪的饮食，不宜过分强调高糖低脂肪。

2. 不吃"发物"

不少肝癌患者认为，患肝癌后必须禁食鸡、鱼等食物，因它们是"发
物"，会加重病情。其实，为促进肝功能恢复，肝癌患者饮食宜以营养价值
高的鸡肉、瘦肉、奶类、鱼类等动物蛋白为主。每天应保证摄入蛋白质 60g
以上。腹胀时，减少产气食物（如牛奶、甜食）的摄入。当然，虾蟹、咸
鱼等还是少吃或不吃为好。

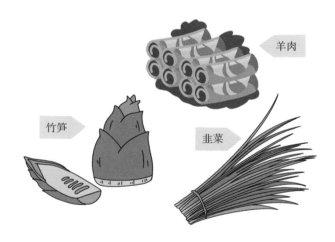

"发物"

3. 多吃补品

很多人觉得患肝癌以后要多吃补品，如人参、虫草等，用以抗癌。其
实，这是饮食误区。

肝癌患者要加强营养，适当多吃，但不能进补。癌细胞其实是身体中一类生命力特别旺盛的细胞，它们对营养物质的吸收比正常细胞要快得多、多得多。它们抢走了正常细胞代谢的能量，所以肝癌患者大多都消瘦，身体虚弱。此时如果盲目进补，营养物质可能会让癌细胞生长繁殖得更快，反而会加速肿瘤恶化。

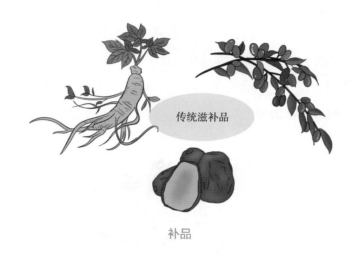

传统滋补品

补品

第九章　Chapter 9

说三道四话胆囊

　　胆囊是人体重要的消化器官，它负责储存、浓缩肝脏分泌出的苦涩胆汁，可以说是身体最能"吃苦"的器官。肝脏每天分泌800～1200mL胆汁，都需要胆囊不停歇地搅拌与浓缩。空腹时，胆囊储存胆汁，吃饭时胆囊收缩，胆汁由此排入十二指肠，发挥消化作用。因此，若三餐吃不好，胆囊就容易生病。胆结石与不合理的饮食结构、习惯有着密切的关系，而胆结石容易诱发胆囊炎，甚至与胆囊癌的发生也密切有关。因此，我们必须善待胆囊，它不是一个可有可无的器官，"无胆"不仅会引起消化不良、腹泻，过多的胆汁还会反流到胃和食管中，诱发反流性胃炎、食管炎，甚至增加患食管癌的风险。

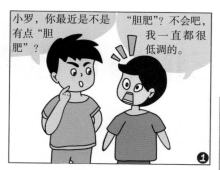

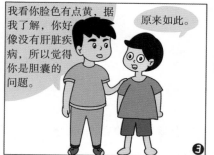

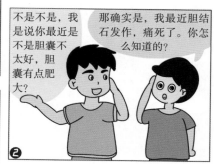

9.1　胆囊的结构与功能

　　胆囊是储存和浓缩胆汁的器官，位于肝下面的胆囊窝，胆囊分为胆囊底、胆囊体、胆囊颈和胆囊管四部分。胆囊底为胆囊突向前下方的盲端，胆囊体为胆囊的主体部分，胆囊颈为胆囊体与胆囊管相交接的部位，胆囊管比胆囊颈细，延续为胆总管。

　　胆总管由肝总管和胆囊管汇合而成，胆总管在十二指肠后内侧壁与胰管汇合，形成膨大的肝胰壶腹。

　　肝脏排出胆汁，流入舒张的胆囊内，胆囊上皮细胞可吸收胆汁中的水和无机盐以促进胆汁的浓缩，每小时可使胆汁浓缩4～10倍。进食后，胆囊持续收缩，胆总管括约肌松弛，将胆汁排入肠腔内，促进食物的消化吸收。

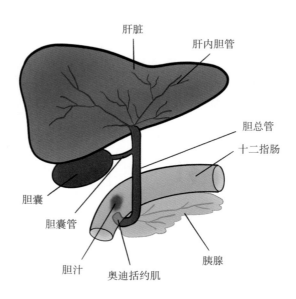

9.2　胆囊炎与胆结石

胆囊炎与胆结石经常相伴相生，我们先来看下引起这些问题的常见原因。

9.2.1　为什么会得胆囊炎与胆结石

引起急性胆囊炎的最主要原因是胆结石，约95%的急性胆囊炎是由于结石梗阻胆囊管，胆汁淤积感染导致的。这种急性胆囊炎被称为结石性胆囊炎。最常见的致病菌是大肠埃希菌，其他的有粪肠球菌、铜绿假单胞菌、克雷伯菌等。急性非结石性胆囊炎约占急性胆囊炎的5%，胆囊内并无结石存在，病因尚不明确。

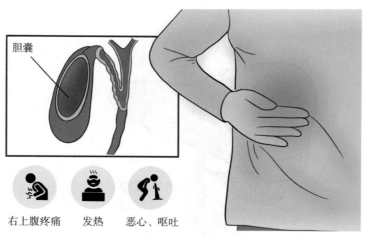

右上腹疼痛　　　发热　　　恶心、呕吐

急性胆囊炎表现

慢性胆囊炎的最主要危险因素也是结石，肝内和肝外胆管结石阻塞胆道可引起感染，进一步波及胆囊，使胆囊壁增厚、萎缩或胆囊积水。胆囊功能下降，胆汁成分发生改变，引起慢性胆囊炎。急性胆囊炎反复迁延、发作也会发展为慢性胆囊炎。慢性胆囊炎发作常常由饮食不当、过度劳累、精神刺激等引起。

胆结石的形成主要与饮食不当、代谢改变、胆汁淤积、细菌感染和过度溶血等有关。

饮食不当包括：① 膳食纤维摄入不足。② 胆汁成分改变。肝脏合成的胆固醇和卵磷脂都不溶于水，而胆固醇、卵磷脂与胆汁酸形成微粒后则具有水溶性。三者含量的比例变化对胆固醇的溶解状态十分重要，尤其是胆汁酸的作用尤为突出。当胆固醇含量增高或胆汁酸与卵磷脂浓度相对不足时，则易形成胆固醇结石。③ 高碳水化合物低蛋白低脂肪饮食与胆色素结石的形成密切相关，高脂肪高蛋白饮食的人易患胆固醇结石。

长期应用雌激素者，胆固醇结石的发生率也高。

9.2.2　糖尿病患者更容易患胆结石

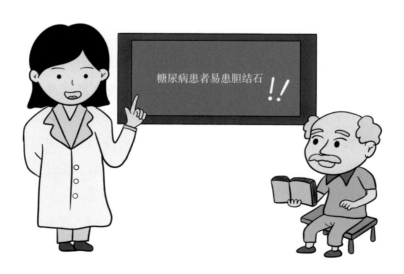

糖尿病并发胆结石的发病率呈逐年上升的趋势。近年来，国内报道称糖尿病并发胆结石的发病率约为单纯胆结石发病率的2倍，约1/3的胆结石患者在胆道手术时发现有糖尿病。糖尿病作为胆结石的危险因素，一直被医生所重视。

糖尿病患者是可以预防胆结石的，主要应做好以下几点：①控制血糖在正常或理想范围内，正常的血糖是预防胆结石发生的关键因素。②低脂肪饮食，合理膳食，防止血脂紊乱。既能防止胆结石形成，又能控制血糖。③积极纠正血脂异常，必要时服用降血脂药物。④定期检查。糖尿病病程长、血糖控制不良及高龄糖尿病患者要特别警惕胆结石的存在，最少每年常规做一次肝胆B超，以便早期发现胆结石并治疗。

9.2.3 胆囊炎、胆结石患者的饮食选择

急性胆囊炎或慢性胆囊炎急性发作期呕吐频繁、疼痛严重的患者应禁食，以缓解疼痛，使胆囊得到充分休息，但宜多饮水和饮料，并可在饮料中适当添加钠和钾，以确保体内水与电解质平衡。病情缓解、疼痛减轻后，根据病情逐渐给予肠内营养，可给予清流食或低脂肪流食。

慢性胆囊炎多伴有胆结石，宜经常采用低脂肪低胆固醇饮食。

由于能量摄入过多易致肥胖，而胆结石患者又多见于肥胖者，因此限制能量摄入就显得尤为重要。研究表明，随着体重的增加，肝脏合成的内源性胆固醇增加，这也可能是肥胖者易形成胆固醇结石的主要原因之一。供给标准依胆结石患者的病情及一般状况而定，可略低于正常量，以每日1800~2000kcal为宜。肥胖者可低于此标准，并减轻体重。

蛋白质要适量。供给量以1~1.2g/（kg·d）为宜。摄入过多的蛋白质会增加胆汁分泌，影响病变组织的修复；但蛋白质摄入过少会影响胆结石患

者的营养状态，同样不利于受损胆管组织的修复。宜多选用低脂肪高蛋白食物，如豆类和鱼虾类等。

严格限制脂肪和胆固醇的摄入、适当增加卵磷脂的摄入。因胆汁分泌障碍影响了脂肪的消化与吸收，摄入过多的脂肪可促进胆囊收缩，诱发胆囊疼痛。因此，需严格限制脂肪的摄入，尤其应限制动物脂肪的摄入。

植物油有助于排泄胆汁，可作为脂肪的主要来源，但应逐渐增量并均匀分散到各餐中。每日脂肪适宜摄入量为20～40g。过多的胆固醇摄入会引起胆汁中胆固醇浓度的增加，形成胆固醇结石。胆结石患者需采用低胆固醇饮食，每日适宜的胆固醇摄入量应＜300mg，若并发严重高胆固醇血症，则应控制在200mg以内，禁止食用高胆固醇食品。

胆汁的主要成分是胆盐（占50%～70%），然后为卵磷脂（占25%～30%），而胆红素和游离脂肪酸分别占3%～5%和3%～6%。若胆汁中胆固醇的含量过高或胆盐和卵磷脂的含量过低，则易引发胆固醇结石。临床研究表明，提高胆汁中卵磷脂与胆固醇的比值，有助于预防和治疗胆结石。因此，可通过增加含丰富卵磷脂食物的摄入量或口服卵磷脂予以补充。

关注碳水化合物的质与量。碳水化合物易消化、吸收，适量摄取有助于补充能量、增加肝糖原储备和保护肝细胞，每日以摄入300～500g为宜。其来源应以复合型碳水化合物为主，适当减少简单型碳水化合物的摄入，尤其是并发高脂血症、冠心病的患者及肥胖者，更应加以限制。

多补充膳食纤维。膳食纤维能促进胆盐排泄，抑制胆固醇吸收，吸附肠道内的胆汁酸，改善胆固醇代谢，具有利胆、减少胆结石形成的作用。同时，膳食纤维又能刺激肠蠕动，加速肠道内产生的吲哚、粪臭素等有害物质的排泄，防止胆囊炎发作。因此，胆囊炎患者宜适当增加膳食纤维的摄入，多选用含膳食纤维多的食物。

大量饮水。多饮水及饮料可以起到稀释胆汁、加速胆汁排泄、防止胆汁淤积的作用，有利于胆道疾病的恢复。每日饮水量以1000～1500mL为宜。

少食多餐、定时定量，注意烹调方式的选择。少量进食可减轻消化道负担，多餐能促进胆汁分泌，根据病情每日可进食5～7餐。烹调时宜采用蒸、煮、氽、烩、炖等方式，禁用油煎、油炸、爆炒、滑溜等烹调方式。

9.2.4　胆囊切除术后患者应该怎么吃

第一阶段：做完手术至出院。目前，加速康复外科在外科各个领域兴起，其中涉及饮食的重要一项就是术后尽早进食。胆囊手术一般采用腹腔镜术式，这种方式创伤较小，对消化道影响也较小，术后可尽早进食。但由于胆囊被切除，胆囊的浓缩胆汁功能丢失，因此刚开始主要以纯碳水化合物饮食为主，如米汤、藕粉、果汁，然后逐渐过渡到稀饭、豆腐羹、烂面条、米糊、婴儿米粉等半流质食物。

第二阶段：出院至术后2～3个月。身体经过2～3个月的调整，已逐渐耐受手术后的无胆囊状态，但饮食上仍建议以低脂肪饮食为主，尤其是一次不要摄入太多的动物性脂肪。采用少食多餐的方法，以低脂肪半流质饮食或软饭为主，如各种粥、面条、面包、饼干、瘦肉、豆腐、含膳食纤维少的蔬菜和水果。不吃肥肉、动物内脏、油炸食品和快餐食品等。

第三阶段：术后3个月后。经过3个月的适应，人体连接肝脏和小肠的胆总管逐渐扩大，部分替代了胆囊储存胆汁的功能，患者基本可以恢复正常的饮食。还是提倡少食多餐，保持低脂肪、低胆固醇、高蛋白的饮食结构，忌吃脑花、肝脏、肾脏、油炸食品及各种肥肉，更不能饮酒。

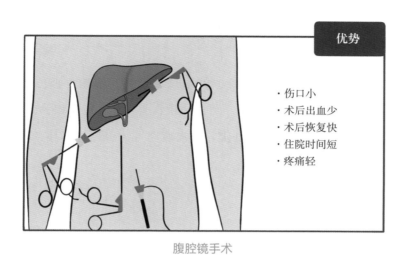

优势

· 伤口小
· 术后出血少
· 术后恢复快
· 住院时间短
· 疼痛轻

腹腔镜手术

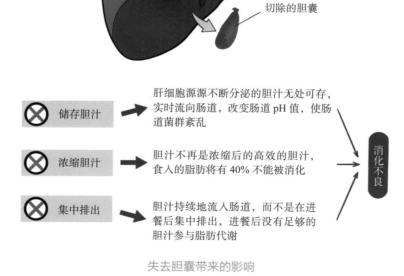

切除的胆囊

储存胆汁　→　肝细胞源源不断分泌的胆汁无处可存，实时流向肠道，改变肠道 pH 值，使肠道菌群紊乱

浓缩胆汁　→　胆汁不再是浓缩后的高效的胆汁，食入的脂肪将有 40% 不能被消化

集中排出　→　胆汁持续地流入肠道，而不是在进餐后集中排出，进餐后没有足够的胆汁参与脂肪代谢

消化不良

失去胆囊带来的影响

9.2.5　胆囊炎、胆结石患者的饮食宜忌

1.宜食食物

急性期过后可先给予清流食，如米汤、米粉、藕粉、杏仁茶、果汁等；病情好转后可逐渐调整饮食。可选用粮食类（尤其以粗粮为好）、大豆制品、新鲜的水果和蔬菜、鱼虾类、畜禽瘦肉等。香菇、木耳、海带等具有降脂作用的食物宜多选。

2.禁食或少食食物

禁用高脂肪食物，如肥肉、动物油、油煎和油炸食品；禁用高胆固醇食物，如脑花、肝脏、肾脏、鱼子、蟹黄等；禁用过酸食物，如山楂、杨梅、酸枣等，以免诱发胆绞痛；限制烹调用油量；少用刺激性食物和调味品，如辣椒、咖喱、胡椒、芥末等；少用产气食物，如葱、蒜、萝卜、牛奶等。

9.2.6　胆囊炎、胆结石患者一日食谱举例

胆囊炎、胆结石患者一日参考食谱	
早餐	低脂牛奶250g（白糖10g）、混合面发糕（面粉50g、豆面15g）、炒碎菜（油菜100g、豆干15g）
加餐	甜豆浆250g、苏打饼干30g
午餐	肉丝面片（面粉100g、瘦肉丝25g、小白菜125g）、西红柿蛋花汤（西红柿75g、鸡蛋清20g）
加餐	藕粉（藕粉25g、糖20g）
晚餐	二米粥（大米、小米各25g）、花卷50g、炒鸡丝25g、炒佛手瓜125g
加餐	煮苹果150g

9.2.7　胆囊炎、胆结石患者的饮食误区

1. 吃鸡蛋会导致胆囊炎发作

不会。鸡蛋并不是高脂肪食物，鸡蛋中的胆固醇也不是刺激胆囊收缩的"元凶"。问题可能出在鸡蛋的烹调方法上，以及每次吃鸡蛋的量上。如果是煮鸡蛋、蒸鸡蛋和水荷包蛋，烹调时是不需要用油的；如果是炒鸡蛋或油煎鸡蛋，往往用油量大。对于胆囊炎或胆结石患者来说，食用油多的食物会刺激其胆囊收缩，加重病情。建议胆囊炎或胆结石患者平时每天吃 1 个或隔日吃 1 个鸡蛋，并且要吃蛋黄，选择不用油的烹调方法。

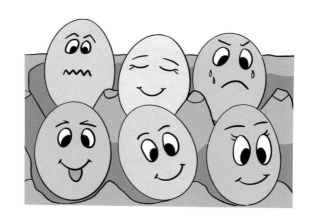

2. 不吃早饭容易导致胆结石

不一定，但有可能。严格来说，应该是长期不吃早饭同时又饮食不规律的人更易患胆结石。研究发现，前一天晚餐和第二天早饭间隔超过 12 个小时的人群，胆结石发病率高于间隔小于 12 个小时的人群。两餐间隔比较长会刺激胆囊，使储存在胆汁中的胆固醇或胆盐沉淀，有更大的可能性形成胆结石。以上研究都是基于事实的推论，而不是严格的对照实验。前一天晚餐和第二天早饭间隔超过 12 个小时的人，很可能恰好也是全天饮食都不规律且质量不高的人。高能量饮食也是胆结石发生的危险因素。总体来说，三餐规律、饮食均衡是最健康的生活方式。

9.3　癌族顶级"杀手"——胆囊癌

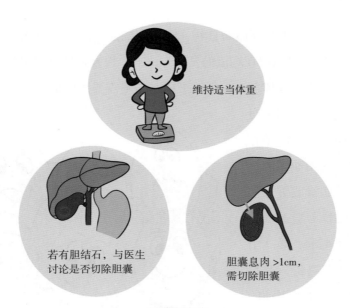

维持适当体重

若有胆结石，与医生
讨论是否切除胆囊

胆囊息肉 >1cm，
需切除胆囊

预防胆囊癌

　　胆囊癌是一类起源于胆囊上皮的恶性肿瘤，其恶性程度高，早期诊断困难，70%~80%的患者发现时已为晚期，放疗、化疗等综合治疗效果不佳，预后极差，5年生存率仅为5%~15%。其常见诱发因素有胆囊炎、胆结石、胆囊息肉、胰胆管汇合异常、胆道系统感染、肥胖症、糖尿病等。

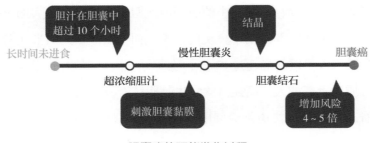

胆汁在胆囊中
超过 10 个小时

结晶

长时间未进食　　　　　　　　　慢性胆囊炎　　　　　　　胆囊癌

超浓缩胆汁　　　　　　　　胆囊结石

刺激胆囊黏膜

增加风险
4~5 倍

胆囊癌的可能发作过程

9.3.1　胆囊癌的危险信号

右上腹疼痛： 多数患者都有长期的右上腹疼痛症状，疼痛是阵发性的，但是在发作时会逐渐加重，甚至还会波及右肩及腰背部。胆囊癌患者中，出现这种症状的比例甚至高达80%。通常情况下，胆囊癌跟胆结石及胆囊炎是同时存在的，因此疼痛的感觉及性质与结石性胆囊炎非常相似，开始是右上腹疼痛，接下来是长期的隐隐作痛，甚至可能伴随着剧痛。

消化道症状： 有将近90%的胆囊癌患者会出现消化不良的症状，如讨厌油腻的食物。这是因为胆囊对脂肪的消化能力减弱。有一些患者会出现恶心及呕吐的症状，缺乏食欲。

黄疸： 随着癌细胞的扩散，有将近1/3的人会出现黄疸，也有一些人在患病初期就会出现黄疸。一开始患者会感到右上腹疼痛，接下来会出现黄疸，而且这种黄疸是持续性的。患者同时会出现消瘦、乏力的症状，也会出现不同程度的皮肤瘙痒。

畏寒、发热： 当出现这种症状时，患者基本上已经处于胆囊癌晚期。有一些患者的发热是持续性的，甚至不会消退。

右上腹肿块： 当疾病发展到晚期时，患者右上腹会出现肿块，这是因为肿瘤在迅速增长的时候阻塞胆管，使胆囊肿大。

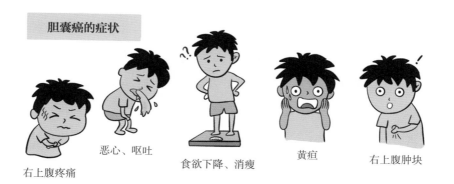

胆囊癌的症状

右上腹疼痛　　恶心、呕吐　　食欲下降、消瘦　　黄疸　　右上腹肿块

9.3.2　胆囊癌患者的饮食原则

胆囊癌患者摄取的能量应为25～35kcal/（kg·d）。维持适宜的体重，成人的体重指数（BMI）维持在18.5～23.9kg/m²，避免体重过轻或过重。肥胖者适当限制能量，消瘦者适当增加能量。

碳水化合物：胆囊癌患者的饮食应以碳水化合物为主。对胆囊癌患者来说，碳水化合物易于消化吸收，对胆囊的刺激小于脂肪和蛋白质；但过量摄入，可能会引起腹胀。胆囊癌患者每天应摄入300～350g碳水化合物。胆囊癌患者应以多糖等复合型碳水化合物（粮谷类、薯类、豆类）为主，做到粗细搭配：以谷类为主，可以在大米中加入全谷物糙米、杂粮，如燕麦、小米、荞麦、玉米等，以及杂豆（如红小豆、绿豆）。胆囊癌患者应适当限制单糖和精制糖的摄入，如白砂糖、葡萄糖、糕点、糖果、含糖饮料等。特别是并发高脂血症、冠心病患者及肥胖者，更应限制单糖、精制糖的摄入。

胆囊癌患者应每天摄入300～500g蔬菜，深色蔬菜占1/2。深绿色蔬菜如菠菜、油菜、莴笋叶、西蓝花、茼蒿，橘色蔬菜如胡萝卜、南瓜，紫色蔬菜如紫甘蓝、红苋菜。可选择多种多样的蔬菜，尤其是富含异硫氰酸盐的十字花科蔬菜（如西蓝花和各种甘蓝），以及富含多糖的菌类食物（如香菇与平菇）。

脂肪：胆囊癌患者应适当控制脂肪的摄入量。一方面，摄入含脂肪多的食物可能会刺激胆囊收缩引起疼痛；另一方面，摄入适量的膳食脂肪不仅可以为人体提供能量，还可以保护人体内的蛋白质不会被当作能源物质消耗掉。

油脂应均匀分布于三餐之中，避免一餐就摄入过多的脂肪。避免肥肉、奶油、油炸食品的摄入。在控制脂肪摄入量的同时，注意调整碳水化合物的摄入量，以保证能量供给充足，避免发生营养不良的情况。

胆固醇：胆囊癌患者应适当控制胆固醇的摄入量，摄入过量的胆固醇会增加胆汁中的胆固醇浓度。推荐每日胆固醇摄入量＜300mg，并发重度高胆固醇血症的胆囊癌患者，每日胆固醇摄入量应控制在200mg以内。忌食含胆固醇多的食物（如动物肝脏、脑花、肥肉、鱼子等）。

蛋白质：肿瘤细胞消耗、糖异生和急性时相反应蛋白合成都需要消耗大量的蛋白质，容易导致负氮平衡。长期负氮平衡会导致胆囊癌患者蛋白质营养不良，从而导致患者免疫力下降和抗肿瘤治疗耐受力下降。胆囊癌患者需摄入充足的蛋白质以补偿消耗，维持身体氮平衡，增强身体免疫力。保证食物中优质蛋白质占总蛋白质量的30%～50%，优质蛋白质的来源主要包括鱼肉、禽肉、瘦肉、鸡蛋等。

膳食纤维：胆囊癌患者应摄入充足的膳食纤维。一方面，膳食纤维可以吸附胆汁酸，降低脂肪与胆固醇的吸收率，阻碍消化道内脂肪微粒体的形成及胆固醇肠肝循环，从而降低血浆胆固醇的含量；另一方面，膳食纤维能增强肠道功能，促进肠道蠕动，使肠道肌肉保持张力。膳食纤维在肠道内可吸水膨胀，增加大便体积，并使大便变软，从而促进排便，防止便秘。

少食多餐、定时定量：胆囊癌患者饮食要有规律，定时定量，做到少食多餐，避免过饥或过饱。要选择清淡、易于消化的食物，避免出现胃肠胀气。烹调时宜采用蒸、煮、烩、炖、汆等方式。

一个"得罪不起"
的器官——胰腺

胰腺的形状像红薯，体格也比较小（长14~18cm，宽2~3cm）。它很"害羞"，藏在人体左上腹的最深处。胰腺前面有胃挡着，周围有肠护着。胰腺具有消化和代谢两大功能，胰液是"消化三杰"之一。胰岛素是唯一的降血糖激素，可以调节营养物质代谢尤其是糖代谢，能力不容小觑！因此，胰腺虽小，但作用非凡。一旦胰腺出现疾病信号，往往就是大病、重病。如令人闻风丧胆的急性胰腺炎，尤其是重症急性胰腺炎，其病情重、花费多，死亡率也偏高；胰腺癌更是癌中之王，即使早期发现，5年生存率也较低。胰腺是一个"得罪不起"的器官。

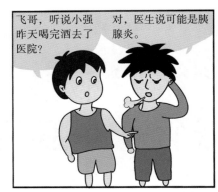

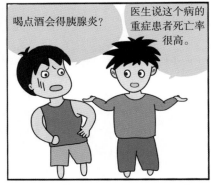

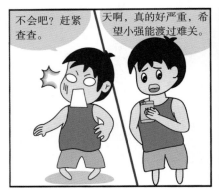

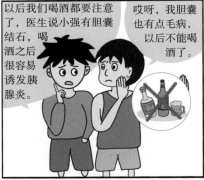

10.1　胰腺的结构与功能

胰腺是人体第二大消化腺，位于腹上区和左季肋区，紧贴腹后壁。胰腺右边被十二指肠包绕，左边可抵达脾门。胰腺的位置较深，前面有胃、大网膜和横结肠等部位遮盖。胰腺分为胰头、胰颈、胰体、胰尾。胰头为胰腺右端的膨大部分；胰颈为胰头和胰体之间的狭窄部分；胰体占胰腺的大部分，位于胰颈与胰尾之间；胰尾较细，与脾脏面接触。

胰腺具有分泌功能，主要分泌胰高血糖素、胰岛素及胰液等。

1. 胰腺内分泌功能

胰高血糖素：胰高血糖素是由29个氨基酸残基组成的直链多肽，是一种促进分解代谢的激素，可促进糖原和脂肪分解，促进糖异生。

胰岛素：胰岛素是含有51个氨基酸残基的小分子蛋白质，可促进组织细胞对葡萄糖的氧化利用，促进糖原、蛋白质、脂肪合成，抑制糖异生。

2. 胰腺外分泌功能

胰腺每天分泌1500～2000mL胰液，97.5%为水，1.8%为有机物，有机物主要为消化酶，包括胰蛋白酶、糜蛋白酶、脂肪酶、胆固醇酯酶、磷脂酶、淀粉酶、核糖核酸酶等。这些酶可促进蛋白质、脂肪、碳水化合物等营养物质的消化与吸收，尤其是脂肪的消化与吸收。

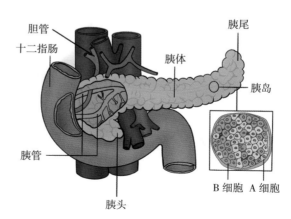

10.2   令人闻风丧胆——急性胰腺炎

急性胰腺炎是多种病因导致胰酶在胰腺内被激活，引起胰腺自身消化而发生的胰腺炎症性疾病。临床主要表现为进行性加重的持续上腹痛，血、尿淀粉酶及脂肪酶升高等。病变程度轻重不等，轻者以胰腺水肿为主，临床多见，病情常呈自限性，预后良好，又称为轻症急性胰腺炎。少数重者的胰腺出血坏死，常继发感染、腹膜炎和休克等，病死率高，称为重症急性胰腺炎。临床病理常把急性胰腺炎分为水肿型和出血坏死型两种。

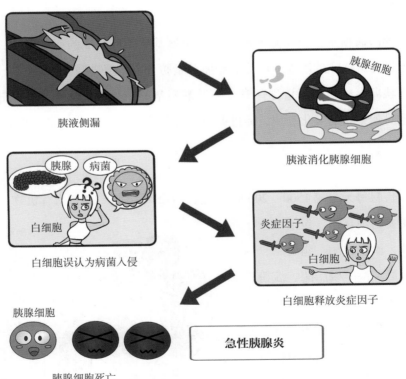

急性胰腺炎的发病过程

10.2.1　为什么会得急性胰腺炎

人体有很多防御机制，正常情况下，胰酶不能消化自身的胰腺细胞。胰蛋白酶在进入十二指肠之前处于酶原状态，进入十二指肠之后，可以被肠肽酶激活，激活后的胰蛋白酶可激活其他酶类。胰腺和胰管之间、胰管和十二指肠之间都存在一定的压力差。因此，被激活的胰蛋白酶不会反流进入胰腺导致自身消化。但是，当各种防御机制被打破时，便可能引发急性胰腺炎。

1. 胆道疾病或胰管梗阻

胆道疾病或胰管梗阻等原因导致胰管压力增大，胰液反流进入胰腺导致自身消化，引起急性胰腺炎。

2. 大量饮酒和暴饮暴食

大量饮酒和暴饮暴食刺激胃酸分泌，使胆囊收缩素和促胰液素分泌增加，进而促进胰液大量分泌。大量饮酒和暴饮暴食还会导致奥迪括约肌痉挛和十二指肠乳头水肿，胰液排出受阻，使胰胆管内压升高，可能引起急性胰腺炎。

3. 炎症介质学说

炎症介质（如前列腺素、白三烯、肿瘤坏死因子等）可能对胰腺炎的发生有一定影响。

10.2.2　得了急性胰腺炎该怎么吃

1. 轻症急性胰腺炎

轻症急性胰腺炎发作期一般应禁食水，以利于胰腺休息，缓解疼痛。

禁食时间一般为3～5天，在此期间以肠外营养（静脉营养）为主。另提供美国胃肠病协会的最新要求供参考：对于轻症急性胰腺炎患者，建议在能耐受进食的情况下，发病后24小时内经口进食，而不是禁食。这是因为维持肠内营养被认为有助于保护肠黏膜屏障及减少细菌移位，从而降低发生感染的概率。也有研究发现，轻症急性胰腺炎患者在疼痛缓解、肠鸣音及食欲恢复后可以直接经口进食软食或低脂肪固体食物，如馒头或素面，不必局限于流质饮食，由此还可以缩短住院时间。

2. 重症急性胰腺炎

应绝对禁食，采用肠外营养支持。此时身体处于高分解、高代谢、持续负氮平衡的状态，能量以满足身体基础需要为原则，可按25～30kcal/（kg·d）供给，氮量按0.2～0.25g/（kg·d）给予。一般要求禁食7～10天。

3. 重症急性胰腺炎恢复期

当胰腺炎趋于控制，消化道功能开始恢复时，应逐渐由肠外营养向肠内营养过渡，避免由于长期禁食引起消化功能减退，维持和改善肠黏膜细胞结构与功能的完整性，防止肠道细菌移位。能量按30kcal/（kg·d）来供给，氮量按0.25～0.3g/（kg·d）给予。禁食后患者常出现钾、钠、钙、镁等电解质紊乱，应适时予以补充。同时，患者应注意少食多餐，每日以5～6餐为宜，切忌暴饮暴食。

脂肪具有强烈的刺激胰腺分泌的作用，还能加重腹痛症状，无论是发作期还是恢复期，都应禁食高脂肪食品，避免病情反复。在烹调时尽量少用油或不用油。宜采用蒸、煮、氽、烩、炖、卤等烹调方式，禁用油煎、油炸、爆炒、滑溜等烹调方式，全日脂肪摄入量应为20～30g。

10.2.3　急性胰腺炎患者的饮食宜忌

1. 宜食食物

随着病情的恢复可给予易于消化的低脂肪、高碳水化合物全流质食物，如各种果汁、米汤、米粉、藕粉、蔬菜汁、蜂蜜水等。恢复正常进食后，宜给予富含优质蛋白质且低脂肪的鱼虾类、嫩的畜禽瘦肉类、鸡蛋清、去皮鸡肉、豆腐、脱脂奶等食物；主食可选用少油饼干、少油面包、素面条、素面片、稠粥、软米饭等。

2. 忌食或少食食物

肥肉、动植物油脂、各种油炸食品、奶油、油酥点心、花生、核桃、芝麻、松子、芝麻酱等高脂肪食物，生冷的瓜果、凉拌菜、火腿、腊肉、韭菜、芹菜等生冷、坚硬或过于粗糙的食物，辣椒、芥末、胡椒、咖喱粉等辛辣刺激性食物或调味品，酒精及含酒精的饮料，刺激胰液分泌的食物（如浓鸡汤、浓鱼汤、浓肉汤、蛋黄、全脂奶等），易胀气的食物（如萝卜、洋葱、大豆等）。

10.2.4　急性胰腺炎患者一日食谱举例

急性胰腺炎患者一日参考食谱（全流食）
第1次　浓米汤200mL（大米、小米各15g）
第2次　藕粉200mL（藕粉20g、糖20g）
第3次　鲜桃汁150mL（鲜桃150g、冰糖15g）
第4次　米粉200mL（米粉20g、白糖20g）
第5次　红枣米汤200mL（大米25g、红枣5枚）
第6次　混合液200mL（鸡蛋清20g、米20g、白糖20g）
第7次　银耳百合梨汁150mL（银耳10g、百合10g、梨100g、白糖20g）

10.2.5   急性胰腺炎患者出院了该怎么吃

1. 戒酒，忌饮咖啡、浓茶等刺激性饮料

酒精可以直接损伤胰腺组织，长期饮酒会引起胰腺的器质性破坏。

2. 忌油腻

一定要禁食高脂肪食品，每日脂肪摄入量控制在20~30g，以防止疾病复发。由于长期限制食用脂肪，注意补充脂溶性维生素，可吃胡萝卜、西红柿等。忌油腻是指不能吃太过油腻的食物，肉类还是可以食用的，可以选择富含优质蛋白质的食物，如瘦肉、鱼、虾、蛋、豆腐等。烹调用油选择植物油。

3. 少食多餐，忌暴饮暴食

平时要养成规律的饮食习惯，可以增加餐数，每日4~5餐，减少每餐的食量。待病情好转后，逐渐增加每餐食量及食物种类。平时要注意饮食卫生，减少在外就餐的次数。经历过胰腺炎的患者，出院后要记得定期返回医院复查。如果出现持续的腹痛、恶心、呕吐等症状，要及时就医。

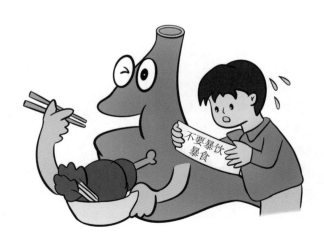

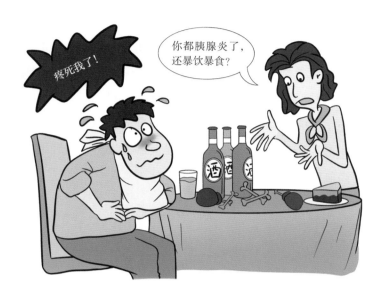

10.2.6 急性胰腺炎常见营养误区

1. 急性胰腺炎发作后恢复 3 年多了，可以随便吃喝

急性胰腺炎恢复后，尤其是重症急性胰腺炎恢复后，胰腺或多或少受到了不可逆的损伤，对外来刺激比以前更加敏感。因此，无论恢复了多少年，患者都要注意饮食，以免再次因饮食不当造成胰腺炎复发。另外，急性胰腺炎患者的胰腺 B 细胞会被破坏，胰岛功能受到不同程度的损伤，是不可逆的。重症急性胰腺炎很容易演变成胰源性糖尿病，患者需要终身用胰岛素来调节血糖。因此，急性胰腺炎恢复后，患者一定要合理饮食，既可防止胰腺炎复发，又可控制血糖稳定。

2. 急性胰腺炎禁食期间，静脉营养中不能加入脂肪乳

急性胰腺炎的诱发因素较多，最常见的是胆道系统疾病、酗酒、高脂

肪饮食等，高脂血症也是一个重要的诱发因素。因此，临床上有很多患者甚至很多临床医护人员都对静脉输注脂肪乳有一定疑虑。对于因高脂血症诱发急性胰腺炎或急性胰腺炎发作后血脂仍然很高的患者，当血中甘油三酯>5mol/L时，静脉营养中不应添加脂肪乳；而当甘油三酯<5mol/L，尤其是<3.4mol/L时，静脉营养中添加脂肪乳是安全的。脂肪乳不仅能提供高能量，还能提供必需脂肪酸，促进脂溶性维生素吸收，并减轻因过多的糖水负荷带来的高血糖危害。

10.3　癌中之王——胰腺癌

　　胰腺癌是消化系统常见的恶性肿瘤之一，世界范围内胰腺癌的发病率呈逐年上升趋势。《2018年全球癌症统计报告》显示，我国胰腺癌发病率和病死率分别居国内所有癌症发病率和死亡率的第8位和第6位。胰腺癌死亡率较高，5年以上生存率不超过10%。胰腺癌大部分发生在胰头（也称胰头癌）。胰腺癌早期，患者的症状和体征并不明显，当出现临床症状时大多都进入了中晚期。一方面，胰腺癌患者由于肿瘤压迫和侵袭等因素，导致消化道、胆管、胰管变窄，消化液分泌不足，对食物的消化、吸收能力不足；另一方面，胰腺癌细胞的高代谢及应激状态导致身体营养代谢紊乱，产生肿瘤恶病质，使患者出现厌食、恶心、腹泻、肌肉消耗等问题，易导致其摄食能力降低。

　　胰腺癌分为可切除胰腺癌、交界性可切除胰腺癌、不可切除胰腺癌。可切除胰腺癌的治疗方案是以手术切除为主、术前新辅助治疗和术后辅助治疗为辅，但因为切除部位处在食物流动、消化液排出的关键位置，所以胰腺癌患者在围手术期易发生营养不良问题。

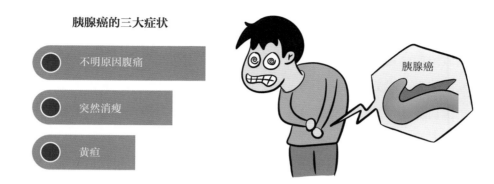

10.3.1　为什么会得胰腺癌

吸烟：人体胰腺组织的DNA损伤与吸烟有关。烟草中的致癌物质（如芳香胺类物质）可导致DNA损伤，可能是引发胰腺癌的重要原因。

高脂肪饮食：有研究显示，高甘油三酯、高胆固醇和低纤维饮食可能与胰腺癌的发生有关。摄入高脂肪食物可促进胃泌素、胰酶泌素、胆泌素和胆囊收缩素的释放，这类激素的分泌可刺激胰管上皮增生、间变和细胞更新，增加胰腺的致癌敏感性。人体摄入高胆固醇食物后，胆固醇可在体内部分转化为环氧化物，诱发胰腺癌。

化学物质：长期接触一些化学物质（如烃化物、联苯胺等），可能对胰腺有致癌作用。

其他：遗传、糖尿病、饮酒等因素都可能与胰腺癌的发生有关。

10.3.2　胰腺癌患者的饮食原则

胰腺炎患者通常存在能量摄入不足的问题，主要原因为食欲缺乏和消化吸收异常。若胰腺癌患者因食欲缺乏导致能量摄入不足，在不违背胰腺癌患者饮食原则的前提下，可选择他们喜欢的烹调方式，也可通过口服肠内营养制剂的方式补充能量。若胰腺癌患者出现胰腺外分泌不足导致的消化吸收障碍，可口服胰酶制剂以促进消化。值得注意的是，若胰腺癌患者并发胰腺炎，能量摄入应考虑胰腺炎患者的饮食要求。

蛋白质：食欲缺乏可导致胰腺癌患者各种营养素摄入不足，包括蛋白质摄入不足。胰蛋白酶分泌不足可导致蛋白质的消化吸收受阻。当普通饮食不能满足胰腺癌患者对蛋白质的需要时，其可通过口服蛋白质补充剂的方式摄入蛋白质。补充胰酶可帮助胰腺癌患者消化吸收蛋白质。

脂肪：胰脂肪酶分泌不足可能导致胰腺癌患者对脂肪的消化吸收受阻，补充胰酶可起到一定的作用。高脂肪饮食可能是胰腺癌的病因之一，因此，脂肪的摄入量不宜过多，不要吃高脂肪、高胆固醇食物（如动物内脏）。若胰腺癌患者并发胰腺炎，应进一步控制脂肪摄入量，若胰腺癌患者处于胰腺炎急性期，需极低脂肪饮食或无脂肪饮食，也可参考胰腺炎的饮食要求。

维生素、微量元素：多种恶性肿瘤都与体内某些维生素和微量元素的缺乏密切相关。若胰腺癌患者不能从食物中获取足够的维生素和微量元素，可选择相应的补充剂。

免疫营养素：在食物或肠内营养制剂中添加一些免疫营养素，如精氨酸、$\omega-3$ 不饱和脂肪酸、核苷酸等，可能对胰腺癌患者有益。

植物化学物：在保证膳食结构合理、营养素摄入均衡的前提下，胰腺癌患者可食用一些目前认为有防癌、抗癌作用的食物。比如，富含多糖的菇类、木耳、海参，富含异黄酮的大豆和富含茶多酚的茶叶等。

10.3.3　胰腺癌患者术后的营养支持

术后胰瘘和术后胃排空延迟是胰十二指肠切除术后的主要并发症。肠内营养治疗会刺激胰液分泌，可能导致胰瘘的发生风险提高。这是目前胰腺癌术后关于肠内营养争论的问题之一。多机构随机对照的研究结果表明，胰腺癌术后早期口服营养补充剂并不会提高胰瘘的发生风险。加速康复外科认为，胰腺癌患者术后宜早日进食，肠内营养不能满足需求或存在并发症不能进行肠内营养的胰腺癌患者，可结合肠外营养。营养治疗有助于胰腺癌患者恢复。部分术后胃排空延迟患者存在厌食情况，故与患者进行有效沟通和刺激患者食欲十分必要。建议患者早期可经口腔进食以预防口腔黏膜炎，做到少食多餐。早期进行肠内营养可刺激相关腺体的内分泌和外分泌功能。另外，食糜成分直接接触消化道，可刺激消化道的神经调节，促进其功能恢复。术后早期建议患者进食的食物主要有米汤、藕粉、稀饭、葛根粉、果汁、短肽型营养素等。

10.3.4　胰腺癌患者的饮食宜忌

1. 宜食食物

大米、小米、面粉、玉米、燕麦等粮谷类食物，鸡蛋、牛奶、瘦肉、大豆等富含优质蛋白质的食物，香菇、冬菇、金针菇、海带、茄子、大蒜、葱、茶叶等目前认为富含抗癌物质的食物。若胰腺癌患者并发糖尿病，可多选择一些杂粮类、杂豆类食物（如黑米、荞麦、红豆、绿豆等）。若胰腺癌患者并发胰腺炎，可选择低脂肪高蛋白食物（如嫩瘦肉、鱼肉、脱脂牛奶等）。

2. 忌食食物

包括油炸食物（如薯条、炸鸡等）、烧烤类食物、熏烤食物（如腊肉等）或腌制食物（如香肠、泡菜等）。若胰腺癌患者并发糖尿病，不宜选择精制糖类食物（如含糖饮料、糖果），少进食一些血糖指数较高的食物（如糯米、西瓜、菠萝等）。若胰腺癌患者并发胰腺炎，少进食高脂肪食物（如肥肉、内脏、动物油等）。